全国卫生职业院校规划教材

供口腔医学专业使用

口腔医学实验实训教程

主　编　何　洁
副主编　李新春　范珍明　杜秋红　张心明　杨家瑞
编　者（按姓氏汉语拼音排序）

曹素芬	开封大学医学部	刘瑞红	河南护理职业学院
杜凤芝	沧州医学高等专科学校	刘绍良	广州医科大学卫生职业技术学院
杜秋红	开封大学医学部	马连会	承德护理职业学院
杜士民	开封大学医学部	乔丽平	山西医科大学汾阳学院
范珍明	益阳医学高等专科学校	孙　洁	运城护理职业学院
房洪波	开封大学医学部	汪　欢	随州职业技术学院
葛亚丽	开封大学医学部	夏明荣	北京市医学会
何宝杰	河南省赛思口腔医院	熊均平	漯河医学高等专科学校
蒋新来	益阳医学高等专科学校	杨家瑞	广州医科大学卫生职业技术学院
李　杰	沧州医学高等专科学校	易平良	益阳医学高等专科学校
李　凯	开封大学医学部	张爱惠	开封大学医学部
李立国	益阳医学高等专科学校	张心明	开封大学医学部
李新春	开封大学医学部	赵洪波	山西医科大学汾阳学院
刘俊红	沧州医学高等专科学校	邹得平	南昌大学抚州医学分院

科学出版社
北　京

·版权所有　侵权必究·

举报电话:010-64030229;010-64034315;13501151303(打假办)

内 容 简 介

本教材是全国卫生职业院校规划教材,包括口腔内科学、口腔修复学、口腔颌面外科学三大口腔医学专业核心课程的实验实训内容。每个实训教程都包括目的要求、实训内容、实训器材、方法步骤四个板块,层次清晰,重点突出,从而使学生更好地掌握口腔医学专业的技能操作。本书侧重于培养学生的动手能力,而不是让学生只停留在对理论知识的掌握上,从而提高其综合职业素质,为今后走上工作岗位提供了有力的保障。

本教材供高职高专口腔医学专业教学使用,也可作为口腔执业(助理)医师考试的参考书。

图书在版编目(CIP)数据

口腔医学实验实训教程/何洁主编．—北京:科学出版社,2014.6
全国卫生职业院校规划教材
ISBN 978-7-03-040978-2

Ⅰ.口… Ⅱ.何… Ⅲ.口腔科学-实验-高等职业教育-教材 Ⅳ.AR78-33

中国版本图书馆 CIP 数据核字(2014)第 121845 号

责任编辑:秦致中／责任校对:鲁　素
责任印制:肖　兴／封面设计:范璧合

版权所有,违者必究。未经本社许可,数字图书馆不得使用

科学出版社 出版
北京东黄城根北街16号
邮政编码:100717
http://www.sciencep.com

安泰印刷厂 印刷
科学出版社发行　各地新华书店经销

*

2014年6月第 一 版　　开本:787×1092　1/16
2014年6月第一次印刷　印张:5 1/2
字数:122 000

定价:23.80元
(如有印装质量问题,我社负责调换)

前　言

　　本教材是全国卫生职业院校规划教材。在编写过程中,坚持"贴近学生,贴近社会,贴近岗位"的基本原则,体现思想性、科学性、启发性和实用性,注重实践教学,着重培养学生的实践操作能力。

　　教材针对高职学生知识水平、学习特点、心理特征,尽量使内容清晰易懂,难易度适中。在编写内容上,结合口腔执业(助理)医师技能考试大纲要求,突出口腔医学专业特色,体现社会对卫生职业教育的需求和专业人才能力的要求,重在加强实际操作能力的训练,从而为学生今后走上工作岗位打下坚实的基础。

　　本教材共分三大部分,即口腔内科学、口腔修复学、口腔颌面外科学三大专业核心课程的实训内容。其中配有相关插图50余张,图文并茂,便于更加直观地学习。

　　本教材编者多为口腔教学及临床一线"双师型"教师,有着丰富的临床和教学经验。但由于编者水平有限,本教材难免会有不妥或疏漏之处,恳请广大师生及同行给予批评指正。

编　者

2014年3月

目 录

第一篇 口腔内科学

实训一 口腔检查和书写病历(2学时) ……………………………………… (1)
实训二 龋病的认识及洞形分类(2学时) …………………………………… (3)
实训三 石膏牙Ⅰ类洞洞形制备(2学时) …………………………………… (4)
实训四 石膏牙Ⅱ类洞洞形制备(2学时) …………………………………… (5)
实训五 石膏牙Ⅲ类洞洞形制备(2学时) …………………………………… (6)
实训六 石膏牙Ⅴ类洞洞形制备(2学时) …………………………………… (7)
实训七 离体牙Ⅰ类洞洞形制备(2学时) …………………………………… (8)
实训八 离体牙Ⅱ类洞洞形制备(2学时) …………………………………… (9)
实训九 离体牙Ⅲ类洞洞形制备(2学时) …………………………………… (10)
实训十 离体牙Ⅴ类洞洞形制备(2学时) …………………………………… (11)
实训十一 仿头模Ⅰ类洞洞形制备(2学时) ………………………………… (12)
实训十二 仿头模Ⅱ类洞洞形制备(2学时) ………………………………… (13)
实训十三 仿头模Ⅲ类洞洞形制备(2学时) ………………………………… (14)
实训十四 仿头模Ⅴ类洞洞形制备(2学时) ………………………………… (15)
实训十五 垫底和银汞合金充填(4学时) …………………………………… (16)
实训十六 复合树脂充填(2学时)(示教光敏复合树脂的操作方法) ……… (18)
实训十七 玻璃离子修复(2学时) …………………………………………… (20)
实训十八 牙髓腔解剖形态的认识(2学时) ………………………………… (21)
实训十九 离体前牙、前磨牙开髓法(4学时) ……………………………… (23)
实训二十 离体磨牙开髓法(4学时) ………………………………………… (25)
实训二十一 离体牙盖髓术与活髓切断术(4学时) ………………………… (27)
实训二十二 离体牙牙髓塑化治疗术(2学时) ……………………………… (29)
实训二十三 离体牙根管治疗术(4学时) …………………………………… (30)
实训二十四 龈上洁治术(2学时) …………………………………………… (31)
实训二十五 龈下刮治和根面平整术(2学时) ……………………………… (34)
实训二十六 牙周手术练习(2学时) ………………………………………… (36)

第二篇 口腔修复学

实训一 制取口腔印模及灌注模型(6学时) ………………………………… (39)
实训二 可卸式模型的制作(4学时) ………………………………………… (41)
实训三 下颌第一磨牙邻𬌗嵌体的制作(6学时) …………………………… (44)
实训四 1|四分之三冠蜡型的制作(4学时) ………………………………… (46)

iii

实训五　<u>6|</u>铸造金属全冠的蜡型制作(6学时) ………………………………………… (47)
实训六　<u>|1</u>烤瓷熔附金属全冠的制作(示教14学时) …………………………… (49)
实训七　树脂暂时全冠的制作(8学时) ………………………………………………… (53)
实训八　<u>|3</u>简单桩冠的制作(6学时) ………………………………………………… (55)
实训九　<u>|6</u>缺失铸造固定桥蜡型的制作(14学时) …………………………………… (57)
实训十　<u>21|1256</u>缺失可摘局部义齿的模型基牙制备及设计(4学时) ……………… (58)
实训十一　<u>21|1256</u>缺失可摘局部义齿支架的弯制(10学时) ……………………… (59)
实训十二　<u>21|1256</u>缺失可摘局部义齿排牙及蜡型技术(4学时) …………………… (61)
实训十三　<u>21|1256</u>缺失可摘局部义齿装盒技术(4学时) ………………………… (62)
实训十四　<u>21|1256</u>缺失可摘局部义齿的去蜡、填塑料及热处理(2学时) ………… (63)
实训十五　<u>21|1256</u>缺失可摘局部义齿的开盒、打磨及抛光(2学时) ……………… (64)
实训十六　翻制琼脂阴模和灌注耐火高温模型(2学时) ……………………………… (65)
实训十七　铸造支架熔模制作过程和包埋(4学时) …………………………………… (66)
实训十八　烘烤、焙烧、铸造、打磨及抛光(4学时) ………………………………… (67)
实训十九　全口义齿的颌位关系记录和上𬌗架(10学时) ……………………………… (68)
实训二十　全口义齿的排牙(18学时) …………………………………………………… (70)

第三篇　口腔颌面外科学

实训一　口腔颌面外科基础知识与基本操作(6学时) ………………………………… (71)
实训二　口腔颌面外科麻醉(6学时) …………………………………………………… (72)
实训三　牙及牙槽外科(6学时) ………………………………………………………… (73)
实训四　种植外科(2学时) ……………………………………………………………… (75)
实训五　口腔颌面部感染(2学时) ……………………………………………………… (76)
实训六　口腔颌面部损伤(6学时) ……………………………………………………… (77)
实训七　口腔颌面部肿瘤(2学时) ……………………………………………………… (78)
实训八　涎腺(2学时)、颞下颌关节(2学时)、口腔颌面部神经疾病(2学时)、
　　　　唇腭裂(4学时)临床见习 ……………………………………………………… (79)
实训九　X线投照技术(6学时) ………………………………………………………… (80)

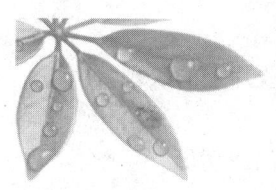

第一篇　口腔内科学

实训一　口腔检查和书写病历(2学时)

【目的要求】
1. 正确使用口腔检查器械(图1-1)。
2. 了解X线检查在口腔科中的应用。
3. 学会口腔科门诊病历书写和牙式符号记录。
4. 培养学生的整体观念和无菌观念。

【实训内容】
1. 口腔检查前的准备。
2. 示教口腔检查方法、病历采集、病历书写和牙式符号记录方法。
3. 观看牙片。
4. 学生相互做口腔检查。

【实训器材】
方盘、口镜、探针、镊子、牙周袋探针、口杯、牙髓活力测验器(图1-2)、消毒棉球、牙胶条。

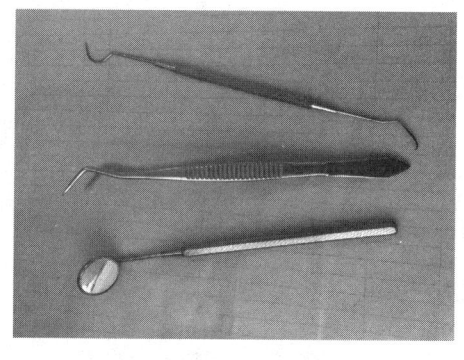

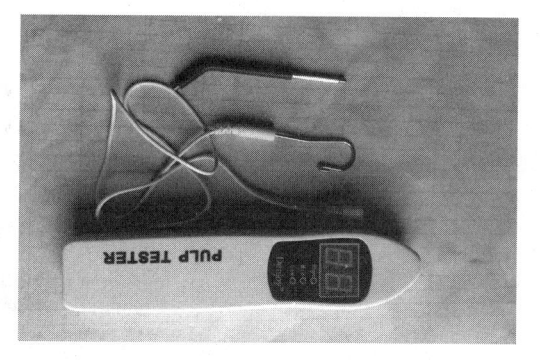

图1-1　口腔检查常用器械　　图1-2　口腔检查电活力测验器

【方法步骤】
1. 检查学生衣、帽、口罩的穿戴和洗手方法。
2. 指导学生准备常用口腔检查器械。
3. 调节好椅位和光源。
4. 介绍口腔常用检查器械的结构和使用方法。
5. 示教口腔检查方法

(1) 一般检查方法:按问、视、探、叩、触诊等顺序全面检查口腔颌面部组织、重点检查牙体、牙周、口腔黏膜及舌、认识正常解剖结构。

(2) 牙髓活力测验:冷、热诊方法,电诊法及注意事情。
(3) 讲解各类牙片,认识正常的牙体、牙周组织及各种材料在 X 线片上的表现。
6. 叙述病历书写和牙式符号记录要求,指导学生书写病历。
7. 学生两人一组,相互进行口腔检查,书写一份完整的口腔内科门诊病历。

实训二　龋病的认识及洞形分类(2学时)

【目的要求】

1. 了解各类龋病损害的特征(色、形、质的变化),好发牙和好发牙面,临床上浅龋、中龋和深龋的区分。

2. 熟悉窝洞的分类、结构和各部位的名称。

【实训内容】

观察不同的龋损及各类标准洞形。

【实训器材】

1. 各类龋病损害离体牙标本。

2. 各类标准洞形的离体牙和石膏牙模型。

【方法步骤】

1. 在标本牙上观察龋病色、形、质的特征,龋病的好发部位,不同类型龋的临床特点。

2. 在各类标准洞形的离体牙和石膏牙上,了解洞形的分类,观察洞型的结构(洞缘、洞壁、洞角),并说出洞形各部位的名称(图1-3)。

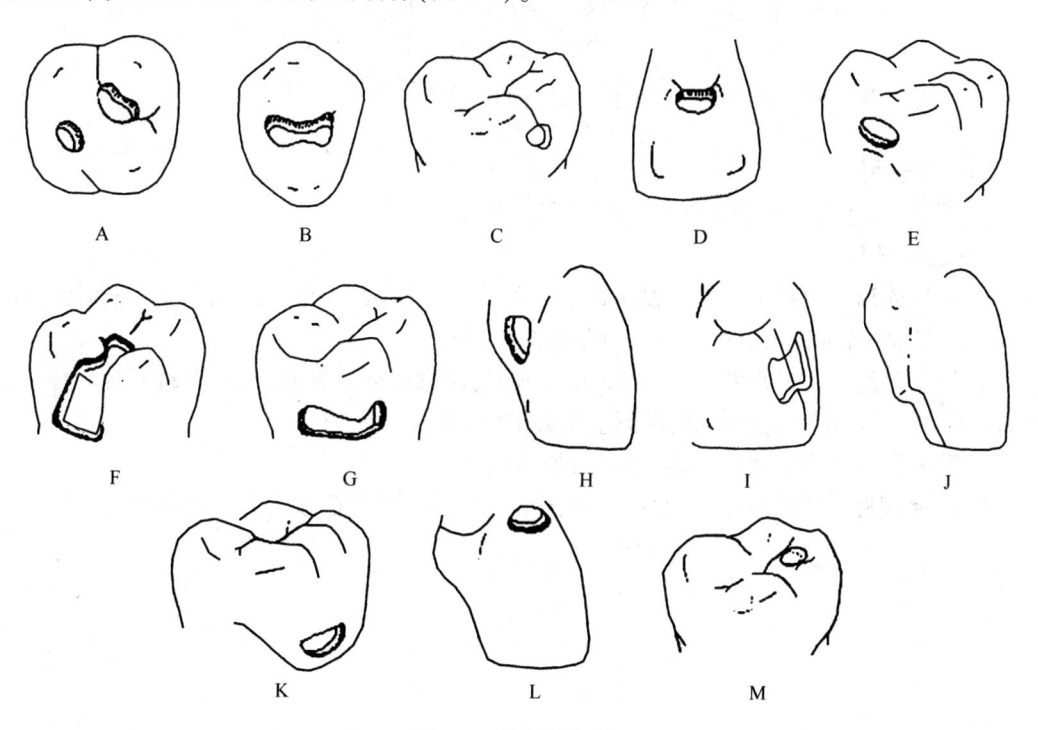

图1-3　窝洞的分类

A~D. Ⅰ类洞;E~G. Ⅱ类洞;H~L. Ⅲ类洞;J. Ⅳ类洞;K~L. Ⅴ类洞;M. Ⅵ类洞

实训三 石膏牙Ⅰ类洞洞形制备(2学时)

【目的要求】

了解Ⅰ类洞洞形的设计、制洞的方法和要点。

【实训内容】

在石膏制下颌磨牙殆面雕刻Ⅰ类洞洞形(图1-4)。

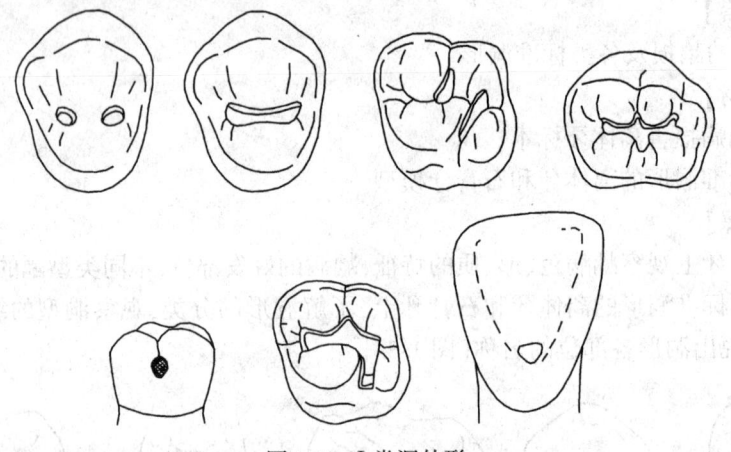

图1-4 Ⅰ类洞外形

【实训器材】

石膏制下颌磨牙、各种雕刻刀、小尺、铅笔、气枪。

【方法步骤】

1. **设计外形** 用铅笔在石膏制下颌磨牙殆面上设计洞外形。注意避让牙尖和边缘嵴,包括全部窝沟和裂隙(预防性扩展),外形线要圆缓。

2. **雕刻侧壁** 在外形线内约0.5mm处入刀,注意雕刻时要有支点,保持刀与牙体长轴平行。依次雕刻颊侧壁、远中壁、舌侧壁及近中壁,洞深约6~7mm。

3. **雕刻洞底** 沿一侧洞壁雕刻洞底,要求底平。

4. **修整洞形** 要求底平、壁直的盒状洞形,点线角清楚,在牙尖下方做倒凹固位。

实训四　石膏牙Ⅱ类洞洞形制备(2学时)

【目的要求】
了解Ⅱ类洞洞形的设计、制洞的方法和要点。

【实训内容】
在石膏制上颌磨牙制备近中邻𬌗面Ⅱ类洞洞形(图1-5)。

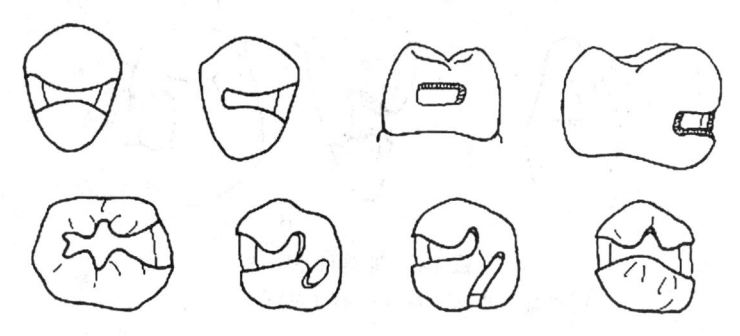

图1-5　Ⅱ类洞外形

【实训器材】
石膏制上颌磨牙、各种雕刻刀、小尺、铅笔、气枪。

【方法步骤】

1. **设计外形**　用铅笔在石膏牙的𬌗面和近中面设计Ⅱ类洞的外形线。邻面的颊、舌侧缘位于自洁区,并略向𬌗方聚合,使邻面部分形成龈方大于𬌗方的梯形。龈壁位于颈缘线以上,呈圆缓曲线。越过边缘嵴,画出𬌗面的鸠尾形。鸠尾膨大部分位于近中窝内,画线要避开斜嵴及近中颊、舌尖。鸠尾峡位于颊、舌二尖之间的髓壁上方,宽度约为颊、舌尖间距的1/3~1/2,峡部与轴髓线角不能重叠。

2. **雕刻邻面洞**　用雕刻刀沿外形线内侧0.5mm处,先制备邻面部分。形成龈壁、轴壁、颊侧壁、舌侧壁,轴壁与邻面外形一致,侧壁与釉柱方向一致,略向外敞,龈轴线角近似直角。

3. **制备𬌗面部分**　沿𬌗面外形线制备鸠尾形,底平、壁直,深度均匀一致。轴壁与髓壁相交形成阶梯,梯的轴髓线角应圆钝。

4. **修整洞形**　要求底平、壁直,点、线角清晰而圆钝,在𬌗面牙尖下制备倒凹固位。

实训五 石膏牙Ⅲ类洞洞形制备(2学时)

【目的要求】

了解Ⅲ类洞洞形的设计、制洞的方法和要点。

【实训内容】

在石膏制上颌切牙上雕刻Ⅲ类洞洞形(图1-6)。

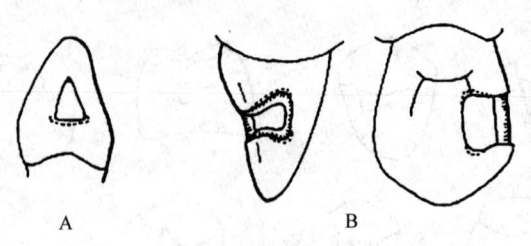

图1-6 Ⅲ类洞外形
A. 单面洞;B. 双面洞的邻面观(左)和舌面观(右)

【实训器材】

石膏制上颌中切牙、各种雕刻刀、小尺、铅笔、气枪。

【方法步骤】

1. 设计外形 用铅笔在近中面画出邻面洞外形,邻面唇侧缘与唇面平行,切侧缘和龈侧缘略向舌侧聚合。越过近中边缘嵴,在舌面设计鸠尾。鸠尾位于舌隆突的切方,一般不超过中线,还应避开切1/3区。鸠尾峡位于髓壁的上方,其宽度为邻面洞切龈宽度的1/3。

2. 雕刻邻面部分 轴壁与牙的邻面外形一致,龈壁、唇壁、切壁与轴壁垂直,深度均匀一致,呈唇方略大于舌方的梯形盒状,深约4mm。

3. 雕刻舌面 从近中边缘嵴中份向舌面制备髓壁和鸠尾外形。髓壁与舌面平行,侧壁与髓壁垂直,外形线圆缓,鸠尾峡位于髓壁上方。

4. 修整洞形 使侧壁直、底平,点、线角圆钝清晰。

实训六 石膏牙Ⅴ类洞洞形制备(2学时)

【目的要求】
了解Ⅴ类洞洞形的设计、制洞的方法和要点。

【实训内容】
在石膏制下颌前磨牙颊面雕刻Ⅴ类洞洞形(图1-7)。

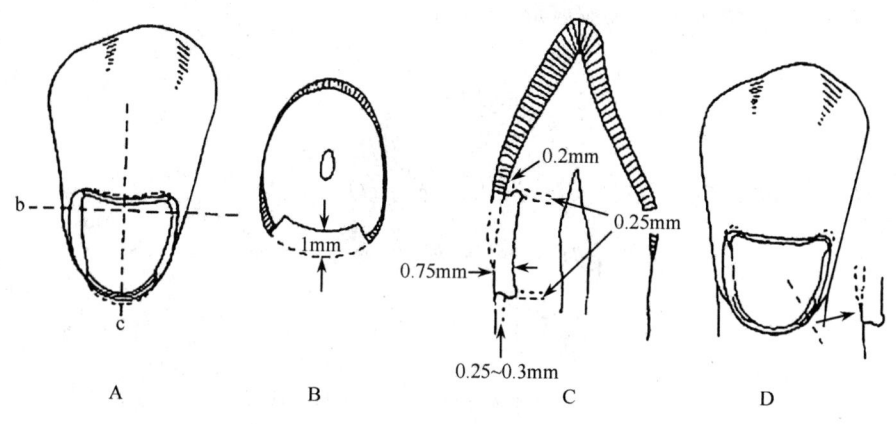

图1-7 Ⅴ类洞的外形

A. 在𬌗轴线角和龈轴线角处制作固位沟;B. 图A的横切面观;C. 图A的纵切面观;D. 4个点角处做倒凹

【实训器材】
石膏制下颌第二前磨牙、各种雕刻刀、小尺、铅笔、气枪。

【方法步骤】
1. 设计外形 用铅笔在颊面颈1/3区距颈缘线数毫米画出肾形Ⅴ类洞外形,凹面向着牙尖,突面向着牙颈缘,近远中洞缘不超过轴面角。

2. 雕刻洞侧壁 自近中缘靠颊侧的外形线内约0.5mm处进刀,形成洞侧壁,深度均匀一致,龈壁和𬌗壁与洞底垂直,近、远中壁向洞口微张。

3. 雕刻洞底 用气枪吹去石膏粉末,自近中侧壁处开始,保持深度,雕刻刀与颊面垂直,使洞底(髓壁)与颊面外形一致。

4. 修整洞形 使洞壁直,点、线角清晰且圆钝,洞底与颊面弧度一致,在龈轴线角和𬌗轴线角中份做出深约2mm的弧形倒凹。

【实训二～实训六 注意事项】
1. 以执笔式持雕刻刀,选用合适支点,用力与牙长轴平行。
2. 依据石膏牙放大倍数,推算洞形应取的尺寸。
3. 勿损伤洞缘的牙面。

实训七 离体牙Ⅰ类洞洞形制备(2学时)

【目的要求】
1. 熟悉Ⅰ类洞洞形的制备方法和要点。
2. 了解制洞的各种器械和使用方法。

【实训内容】
在离体前磨牙𬌗面制备Ⅰ类洞洞形(图1-8)。

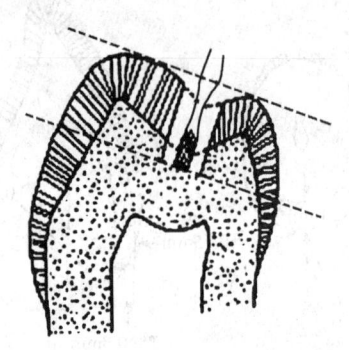

图1-8 下颌第一前磨牙Ⅰ类洞制备

【实训器材】
装有离体前磨牙的石膏模型、电机、弯手机、倒锥钻、球钻、裂钻、气枪。

【方法步骤】
1. 制备洞形 用小圆钻或裂钻自咬合面的点隙、裂、沟处钻入,达釉牙本质界内0.5mm,然后用较大的裂钻保持深度,并与牙面相垂直顺沟、裂将洞口扩大,按Ⅰ类洞洞形的要求完成制洞。洞底应平,侧壁应与洞底垂直;洞深为1.5~2mm;洞的外形应呈圆缓曲线。

2. 修整窝洞 修整外形和点、线角后,用倒锥钻在洞底牙尖下方制备倒凹。

实训八　离体牙Ⅱ类洞洞形制备(2学时)

【目的要求】
1. 熟悉Ⅱ类洞洞形的制洞步骤和要点。
2. 了解制洞的各种器械和使用方法。

【实训内容】
在离体下颌磨牙上制备Ⅱ类洞洞形(图1-9)。

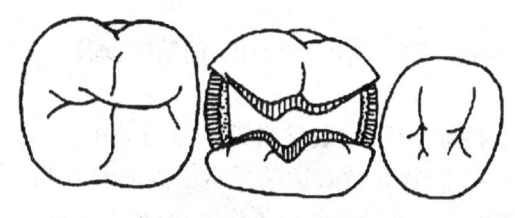

图1-9　后牙邻𬌗邻洞

【实训器材】
装有离体下颌磨牙的石膏模型、电机、弯手机、倒钻锥、球钻、裂钻、气枪。

【方法步骤】

1. 制备邻面洞　用球钻在𬌗面近中边缘嵴靠近中份处入钻,保持钻针方向与邻面处形一致,向龈方钻入达龈缘上方1mm处,然后换用裂钻保持深度向颊、舌方向扩展,轴壁与牙面外形一致,颊、舌侧壁与釉柱方向一致,略向外敞并达自洁区,同时颊、舌壁还应略向𬌗方聚合,使邻面部分形成龈方大于𬌗方的梯形。龈壁平直,宽约1~1.5mm,龈轴线角约90°。

2. 制备𬌗面鸠尾　用倒锥钻或裂钻自邻面的釉牙本质界下约0.5mm先向中央窝拉一条沟,然后从中央窝处向颊、舌面扩展形成𬌗面鸠尾,要求底平、壁直,深度均匀一致,洞深约为1.5~2mm。鸠尾膨大部分应在中央窝处,包括中央窝邻近的窝沟。鸠尾峡位于颊、舌二尖之间的髓壁上方,其宽度为颊、舌二尖间距的1/3~1/2。轴壁与髓壁相交形成阶梯,梯的轴髓线角应圆钝。

3. 修整洞形　用倒锥钻修整洞底,使底平、壁直,然后用裂钻修整轴壁线角,使点线角清晰、圆钝。

实训九　离体牙Ⅲ类洞洞形制备(2学时)

【目的要求】
1. 熟悉Ⅲ类洞洞形的制备方法和要点。
2. 了解制洞的各种器械和使用方法。

【实训内容】
在离体上颌切牙制备Ⅲ类洞的双面洞形。

【实训器材】
装有离体上颌切牙的石膏模型、电机、弯手机、倒钻锥、球钻、裂钻、气枪。

【方法步骤】
1. 制备邻面洞　右手持弯手机，用裂钻自近中边缘嵴中份，靠中线约1mm处钻入，保持钻针方向与邻面外形一致，向唇方钻入达釉牙本质界内约0.5mm，然后向切侧和龈侧扩展，使龈壁、切壁略向舌侧聚合。轴壁与邻面外形一致，最后形成的邻面洞为唇方大于舌方的梯形，洞深1.5mm。

2. 制备舌面鸠尾　用小倒锥钻或裂钻从邻面边缘嵴中份，釉牙本质界下约0.5mm处钻入，保持钻针方向与舌面垂直，水平拉向远中，形成一条沟达中线。然后从中线向龈、切方向扩展，形成鸠尾膨大部分。鸠尾形一般不越过切1/3，也不能损伤舌隆突，向远中不越过中线。鸠尾峡位于髓壁上方，宽度约为邻面洞舌方宽度的1/2。

3. 修整洞形　用倒锥钻及裂钻修整洞形，使舌面髓壁与舌面斜度一致，侧壁与髓壁垂直，轴髓线角圆钝，再用小球钻在邻面点角处做弧形倒凹。

实训十　离体牙V类洞洞形制备(2学时)

【目的要求】
1. 熟悉V类洞洞形制备要点和步骤。
2. 了解制洞的各种器械和使用方法。

【实训内容】
在离体牙唇(颊)面制备V类洞洞形。

【实训器材】
装有离体牙的V类洞石膏模型、电机、弯手机、倒钻锥、球钻、裂钻、气枪。

【方法步骤】
1. 制备洞形　用裂钻从唇(颊)面龈1/3区距龈缘约1mm的中份钻入,达釉牙本质界下0.2mm,保持深度并使钻针与牙面垂直,向近、远中向扩展,并略扩向切龈方。在前牙,洞形为半圆形;在前磨牙和磨牙典型的轮廓为肾形。龈壁与颈曲线一致,切龈侧壁不越过龈1/3,并和切龈缘一致,近、远中壁与釉柱方向一致,略向外敞,但不越过轴面角。洞底与唇(颊)面外形一致,洞深约为1~1.5mm。

2. 修整窝洞　修整洞形,使点、线角圆钝。用倒锥钻在龈轴线角和切龈轴线角中份制备倒凹。

【实训七~实训十　注意事项】
1. 右手握持弯手机,左脚踩脚闸。
2. 用弯手机和钻针切割牙体时,必须有支点。
3. 切割牙体时,钻针方向要垂直牙表面,深浅要均匀一致。

实训十一　仿头模Ⅰ类洞洞形制备(2学时)

【目的要求】
1. 掌握Ⅰ类洞洞形的制备的方法和要点。
2. 熟悉制洞的各种器械和使用方法。

【实训内容】
在仿头模下颌磨牙殆面制备Ⅰ类洞洞形。

【实训器材】
装有离体下颌磨牙的石膏模型、检查器械、电机、弯手机、倒锥钻、球钻、裂钻、气枪。

【方法步骤】

1. 操作前准备　将石膏模型固定于仿头模上,调整仿头模为下颌治疗位,装好弯手机。

2. 制备洞外形　左手持口镜,右手持弯手机,无名指找好支点,选用锐利的小球钻自殆面中央窝处垂直牙面钻入,达牙本质内约0.5mm左右。钻入牙本质后,换用裂钻,保持钻针的方向与深度,顺沟、裂扩展,按Ⅰ类洞洞形的要求完成制洞。洞底应平,侧壁应与洞底垂直,洞深为1.5～2mm,洞的外形应呈圆缓曲线。钻磨牙时应断续切割,即磨一下停一下,以免产热过多,刺激牙髓;同时,避让牙尖和嵴。

3. 修整洞形　修整外形和点、线角后,用倒锥钻在洞底牙尖下方制备倒凹。

实训十二　仿头模Ⅱ类洞洞形制备(2学时)

【目的要求】
1. 掌握上颌磨牙双面Ⅱ类洞的制备方法和要点。
2. 熟悉制洞的各种器械和使用方法。

【实训内容】
仿头模上颌磨牙远中邻𬌗面Ⅱ类洞洞形制备。

【实训器材】
装有离体上颌磨牙的石膏模型、球钻、裂钻、倒锥钻、检查器械、电机、弯手机、气枪。

【方法步骤】

1. 操作前准备　将石膏模型固定于仿头模上，调整仿头模为上颌治疗位，装好弯手机。

2. 制备远中邻面洞　左手持口镜，右手持弯手机，无名指支于邻牙，选用裂钻，从𬌗面远中边缘嵴靠近中份处进钻，保持钻针与远中邻面外形一致，向龈方深入达龈缘上方，再向颊、舌向扩展。轴壁与𬌗面外形一致，颊、舌侧壁与釉柱方向一致，略向外敞达自洁区，同时颊、舌壁还应略向𬌗方聚合，使邻面部分形成龈方大于𬌗方的梯形。龈壁平直，宽约1～1.5mm，龈轴线角约90°。

3. 制备𬌗面鸠尾　用裂钻自邻面的釉牙本质界下约0.5mm 先向远中窝拉一条沟，保持钻针与𬌗面垂直，从远中窝向颊、舌面扩展形成𬌗面鸠尾，要求底平、壁直，深度均匀一致，洞深约为1.5～2mm。鸠尾膨大部分应在中央窝处，包括中央窝邻近的窝、沟。鸠尾峡位于颊、舌二尖之间的髓壁上方，其宽度为颊、舌二尖间距的1/3～1/2。轴壁与髓壁相交形成阶梯，梯的轴髓线角应圆钝。

4. 修整洞形　用倒锥钻及裂钻修整𬌗面及邻面，要求底平、壁直，点、线角清晰且圆钝，轴髓线角圆钝。

实训十三　仿头模Ⅲ类洞洞形制备(2学时)

【目的要求】

1. 掌握Ⅲ类洞洞形的制备方法和要点。
2. 熟悉制洞的各种器械和使用方法。

【实训内容】

在仿头模离体上颌切牙上制备近中邻舌面Ⅲ类洞洞形。

【实训器材】

装有离体上颌切牙的石膏模型、球钻、裂钻、倒锥钻、检查器械、电机、弯手机、气枪。

【方法步骤】

1. 操作前准备　将石膏模型固定于仿头模上,并调整仿头模为上颌治疗位,装好弯手机。

2. 制备邻面洞　左手持口镜,右手持弯手机,无名指支于邻牙作支点。用裂钻自近中边缘嵴中份,靠中线约1mm钻入,保持钻针方向与邻面外形一致,向唇方钻入达釉牙本质界内约0.5mm,然后向切端和龈向扩展,使龈壁、切壁略向舌侧聚合。轴壁与邻面外形一致,最后形成的邻面洞为唇方大于舌方的梯形,洞深约1.5mm。

3. 制备舌面鸠尾　用小倒锥钻或裂钻,从邻面边缘嵴中份,釉牙质界下约0.2mm处入钻,保持钻针与舌面垂直,水平拉向远中,形成一条沟达中线,然后从中线向龈、切方向扩展,形成鸠尾膨大部分。鸠尾形一般不越过切1/3,也不能损伤舌隆突,向远中不越过中线。鸠尾峡位于髓壁上方,宽度约为邻面洞舌方宽度的1/2。

4. 修整洞形　用倒锥钻及裂钻修整洞形,使舌面髓壁与舌面斜度一致,侧壁与髓壁垂直,轴髓线角圆钝,再用小球钻在邻面点角处做弧形倒凹。

实训十四　仿头模V类洞洞形制备(2学时)

【目的要求】
掌握V类洞洞形制备要点和步骤。
【实训内容】
在仿头模离体牙唇(颊)面制备V类洞洞形。
【实训器材】
装有离体上颌离体牙的V类洞洞形石膏模型、棉球、纱卷、电机、弯手机、检查器械、倒钻锥、球钻、裂钻、气枪。
【方法步骤】
1. 操作前准备　将石膏模型固定于仿头模上,调整仿头模为上颌治疗位,装好弯手机。
2. 制备洞形　左手持口镜,右手持弯手机,无名指作支点支于邻牙上,用裂钻从唇面龈1/3区距龈缘约1mm的中份钻入,洞深约1~1.5mm,保持深度并使钻针与牙面垂直,向近、远中向扩展,并略扩向切𬌗方,在前牙洞形为半圆形,在前磨牙和磨牙典型的轮廓为肾形。龈壁与颈曲线一致,切𬌗侧壁不越过龈1/3,并和切𬌗缘相一致,近、远中壁与釉柱方向一致,略向外敞,并不越过轴面角。洞底与唇(颊)面外形一致。
3. 修整窝洞　修整洞形,使点线角圆钝。用倒锥钻在龈轴线角和切𬌗轴线角中份制备倒凹。

【实训十一~实训十四　注意事项】
1. 制备各类窝洞操作时,自始至终要采用正确体位、术式和支点,用口镜反光和反射上颌牙齿的情况,以保证术区光线充足。
2. 用涡轮手机和钻针磨除洞形的釉质部分。用慢速弯机头和钻针制备窝洞的牙本质部分,认真体会和掌握切割牙体硬组织时的支点放置、用力的大小和方向等关键技能。
3. 制备洞形时,尽量避免切割不必要磨除的健康牙体组织。
4. 用慢速手机和钻针时,必须间断切割,避免持续钻磨产热过多而刺激牙髓组织。

实训十五　垫底和银汞合金充填(4学时)

【目的要求】
1. 熟悉充填器械的使用、洞形消毒、垫底材料的调制和操作方法。
2. 了解洞形垫底的步骤。
3. 掌握银汞合金的调制和充填方法(图1-10)。

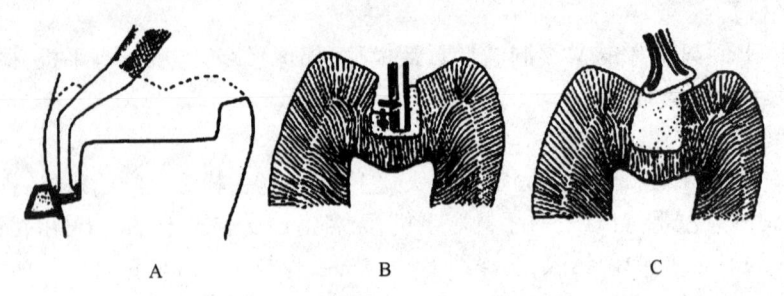

图1-10　银汞合金的充填方法
A. 选用小的银汞合金充填器填压调底倒凹、固位沟和点、线角处；B. 向洞底和侧壁层加压；C. 用较大的充填器与洞缘釉质表面平行做最后加压

【实训内容】
窝洞消毒,氧化锌丁香油黏固剂和磷酸锌黏固剂双层垫底、银汞合金充填。

【实训器材】
　　装有备好洞的离体牙的石膏模型、检查器械、敷料盒、窝洞消毒药、橡皮布、生理盐水、玻璃板、调拌刀、黏固粉充填器、氧化锌丁香油黏固剂、磷酸锌黏固剂、银汞合金胶囊、银汞搅拌器、银汞输送器、银汞充填器、磨光器、成形片夹、成形片、小楔子、小棉球、水枪、气枪、5ml注射器、球钻、裂钻、倒锥钻、检查器械、电机、弯手机、气枪、隔湿棉卷等。

【方法步骤】
1. **操作前准备**　同离体牙备洞。
2. **窝洞的消毒**　清洗窝洞后,隔湿,用一小干棉球吸干水分,涂一种窝洞消毒剂,吹干。
3. **氧化锌丁香油黏固剂的调制和垫底**　取干净的玻璃板和调刀,取适量粉、液,一般粉液比为(4:1)~(6:1)。调和时逐份将粉末均匀以顺时针旋转式调入液体中,直至调出一定稠度的糊剂而完成调和。垫底用糊剂较稠。用黏固粉充填器或探针取少量调好的糊剂送入窝洞后,用充填器的另一端沾少许氧化锌粉剂,轻压使之平铺于洞底,厚度不超过0.5mm。不可将黏固剂残留在洞侧壁上。
4. **磷酸锌黏固剂的调制和垫底**　取适量的粉、液,分别置于干燥、洁净的玻璃板上,用清洁、干燥的不锈钢调刀将粉分成两份,先将一份混入液中,用调刀平贴玻璃板顺时针旋转的方式调和均匀,将另一份渐渐加入,直至达到所需要的拉丝状稠度。用黏固粉充填器的一端取少量调好的糊剂送入窝洞,然后用充填器的平头沾少许粉剂,轻压铺平至所需厚度。如黏附于洞侧壁上,应在未完全凝固时用挖器除去,或凝固后用钻针修理。

5. 银汞合金的调制和充填

(1) 调制:取一商品银汞合金胶囊,挤破其中的粉液中隔;再将其放入银汞搅拌器的固位卡中,开动机器震荡 10~20 秒;取下并拧开胶囊,将调制好银汞合金倒至橡皮布上即可使用。

(2) 充填:用银汞输送器将银汞合金少量、分次送入窝洞内。先选用小的银汞合金充填器填压洞底倒凹、固位沟和点、线角处,再换较大的充填器向洞底和侧壁层层压紧,使银汞合金与洞壁密合,充填的银汞合金应略高于洞缘,有汞渗出应及时去除。充填应在 2~3 分钟内完成。当银汞合金初步变硬时用银汞合金雕刻器进行雕刻,雕刻方向应紧贴牙面,从邻面边缘向充填体雕刻。将窝洞外多余银汞合金去除后,刻出牙面外形(图 1-11)。

如系邻𬌗双面洞,则应先装成形片,并加小楔子卡紧邻间隙。充填时,一般先充填邻面部分,后充填𬌗面洞。充填邻面洞时充填器向颊、舌方向移动,先将点、线角及颊、舌洞缘与成形片交接处压紧,然后向与龈壁垂直的方向压紧银汞合金,同时向邻牙方向加压,以恢复患牙与邻牙的接触关系。邻面部分充填至与𬌗面洞底平齐后,再充填窝洞的𬌗面部分,𬌗面部分的充填方法如前所述。充填完成后,先用雕刻器去除𬌗面及边缘嵴多余的充填物,然后取出楔子,取下成形片夹,继续完成外形雕刻,并检查邻面,如有悬突,应及时去除。最后,调整咬合,银汞合金充填 24 小时后可进行充填体的磨光。

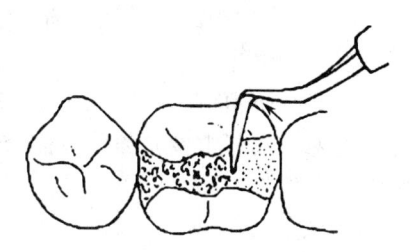

图 1-11 银汞合金刻形

【注意事项】

1. 窝洞充填时,选用合适的磨石钻对不协调的对颌牙边缘嵴和牙尖进行调磨。

2. 安放成形片时,对于三面洞或大面积缺损或乳牙的复面洞,可使用 8 号成形片夹和成形片。

3. 取出成形片时,动作须轻巧以免损坏充填体的接触区和边缘嵴。

4. 检查充填体的咬合接触时,须嘱患者先轻咬,后重咬,以免咬裂未硬固的充填体;正中和非正中咬合位均需检查,以免银汞合金硬固后出现咬合高点。

5. 术后医嘱:充填后 24 小时内勿用该患牙咀嚼食物。

实训十六　复合树脂充填(2学时)
(示教光敏复合树脂的操作方法)

【目的要求】
1. 熟悉光敏复合树脂修复洞形制备的特点。
2. 掌握光敏复合树脂的操作步骤。

【实训内容】
前牙切角缺损的光敏复合树脂修复。

【实训器材】
装有近中邻面龋坏的上颌切牙的离体牙石膏模型、可见光敏复合树脂、酸蚀剂、黏接剂、比色板、光敏固化机、聚酯薄膜、树脂充填器、检查器械、棉球、纱卷、电机、弯手机、气枪、抛光器材等。

【方法步骤】
1. 固定模型　将石膏模型固定于仿头模上,调整仿头模为上颌治疗位,装好弯手机。

2. 选色　清洁剂(一般选用浮石粉)清洁牙面后,用比色板进行比色,选择相似的色调,供可见光敏复合树脂修复用。

3. 牙体预备　用相应大小的圆钻去净腐质及着色深的牙本质,尽可能保留健康牙体组织(包括较厚的唇侧无基釉),用水清洁牙齿缺损部位形成的窝洞。用杵形金刚砂钻沿洞缘全长制备1~3mm宽的洞斜面,洞斜面与牙长轴交角为60°左右;其宽度按牙体缺损体积大小确定,要求釉质斜面的面积约缺损面积的2倍。若釉质面积不够,可适当形成固位洞形。在近牙龈或直接受力的部位,可将釉质厚度的外侧2/3磨成一凹面,形成与牙面成直角的洞面角,使树脂与洞缘对接。缺损达牙本质中层,用玻璃离子水门汀垫底;近髓处用氢氧化钙制剂盖髓,再用玻璃离子水门汀垫底以保护牙髓组织,选用棉卷或橡皮障隔湿,气枪吹干。

4. 酸蚀　用小棉球或小刷子蘸酸蚀剂,轻轻地涂在已预备好的牙体部位,保持湿润约15秒。用高压水彻底冲洗15~20秒,注意及时吸出冲洗液,避免处理后的牙面与唾液接触。再将牙体隔离、吹干,此时的牙釉质表面应该呈现白垩色。

5. 涂布黏接剂　用小棉球或小刷子蘸黏接剂涂布整个窝洞及牙面酸蚀过的地方,气枪轻吹,光照20秒。然后用聚酯薄膜将牙间接触点隔开。

6. 复合树脂充填　取出选定的复合树脂,用树脂充填器将适量的材料放置在窝洞最深处,然后堆塑成形,也可用聚酯薄膜成形。用光敏灯照20~40秒。复合树脂厚度不能超过2~3mm,如超过此厚度,应将材料分次填入窝洞,分层固化。树脂固化后,移去聚酯薄膜(图1-12)。

7. 修整完成　用石尖或金刚砂车针修整外形,调整咬合,最后依次用粗、细砂片打磨,橡皮轮或细绒轮蘸打磨膏抛光,邻面可用砂纸条磨光。

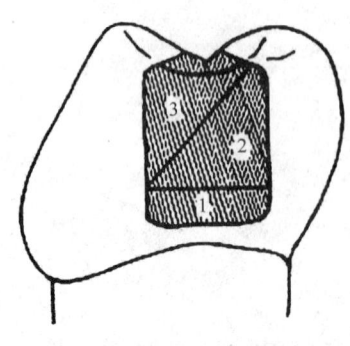

图1-12　树脂斜向分层充填
1、2、3表示填入顺序

【注意事项】
1. 复合树脂修复术前,应进行牙洁治,去除牙石、软垢,消除龈炎。

2. 修复前应向患者详细说明修复可能达到的效果,避免患者要求或期望过高。

3. 酸蚀后的牙面呈白垩状,在涂布釉质黏合剂前严禁污染,例如唾液、手指或其他与治疗无关的物品相接触、喷水中混油等污染。如发生了污染,必须重新酸蚀。

4. 酸蚀剂、黏合剂和各种光固化树脂材料在使用前应仔细阅读厂家说明,遵照厂家推荐的操作方法进行。在使用后应立即加盖、干燥、低温、避光保存。

5. 光固化时,术者必须用黄色避光镜片,避免用眼睛直视造成视网膜受损。

6. 术后嘱患者:保持口腔卫生,避免用修复部位咬过硬食品。

实训十七　玻璃离子修复(2学时)

【目的要求】
1. 熟悉玻璃离子修复洞形的特点。
2. 掌握玻璃离子的操作步骤。

【实训内容】
玻璃离子水门汀充填Ⅴ类洞。

【实训器材】
装有颈部龋坏的上颌切牙的离体牙石膏模型、玻璃离子水门汀粉与液、赛璐珞条、牙楔、塑料调和刀、充填器、检查器械、棉球、纱卷、电机、弯手机、气枪、抛光器材等。

【方法步骤】
1. 玻璃离子水门汀的调制　按材料说明书的粉与液比例用塑料调和刀进行调制，方法与调制磷酸水门汀相似，必须分次加粉。用于黏结的材料调成拉丝状糊剂；用于充填，调制合格的玻璃离子水门汀呈软面团状，表面有光泽。整个调制过程应在30秒内完成。

2. 玻璃离子水门汀充填Ⅴ类洞
（1）隔湿、清洁和干燥窝洞：(临床实际不必备洞,仅需去净腐质或用圆钻去除楔状缺损表面的唾液蛋白膜)邻面洞用赛璐珞条(或加牙楔)将窝洞与邻牙隔开。
（2）用水门汀充填器将调好的玻璃离子水门汀置于窝洞并向洞底轻压，使之与洞底和洞壁贴紧。在充填物有流动性时完成外形的初步修整，涂以釉质黏合剂，如使用光固化玻璃离子水门汀，再在其上进一步修整后光固化20秒。这段工作时间大约为3～5分钟。
（3）如充填当时未完成修整,可在充填24小时后再修整磨光。

【注意事项】
1. 玻璃离子水门汀材料发展快，许多改型产品不断上市，如光固化玻璃离子水门汀、复合体等。调制与临床应用均需严格按厂家说明书进行。
2. 化学固化玻璃离子水门汀凝固前涂敷釉质黏合剂并行光固化这一步骤很必要。因为化学固化玻璃离子水门汀凝固即刻和凝固后6小时内隔水和不脱水状况，是保持玻璃离子水门汀物理性能优良的重要条件。
3. 玻璃离子水门汀材料的调制须用塑料调和刀，以免材料变色。充填用玻璃离子水门汀不能呈稀糊状，否则硬固后材料的强度降低，且溶解度增大。

实训十八　牙髓腔解剖形态的认识(2学时)

【目的要求】
1. 通过对模型标本的观察,了解各组牙髓腔形态与牙表面的解剖关系。
2. 了解根管口的位置、形态、根尖孔的形态和侧支根管的分布。
3. 熟悉髓腔各部位的名称。

【实训器材】
各组牙、各种剖面标本,透明牙标本、牙剖面模型、挂图。

【方法步骤】
1. 通过挂图、模型、标本的观察,辨认髓腔的形态、结构、名称。

髓腔被坚硬的牙本质所包围,位于牙的中央,与牙的外形相似,但明显缩小,仅有根尖孔与外界相通。牙冠对应部分称为髓室,与髓室相连呈细管状深入牙根的部分称为根管,每个牙根均有根管,并且根管的形状及数目与牙根的外形、数目常常不一致。通常较圆的牙根内有一个与牙根外形相似的根管;而较扁的牙根内,可能会有一个、二个或一、二个根管的混合形式。根据恒牙根管的形态,可有单根管牙、双根管兹多根管牙。在一个牙根内有2个根管时,2个根管可以彼此独立,互不相通,以各自的根尖孔与外界相通,也可能时合时分,最终合为1个根尖孔或者2个根尖孔与外界相通。根管的细小分支称为侧支根管,多存在于根尖1/3处。副根管来自于髓室底,位于根分叉处,多与主根管方向一致。根尖孔可开口于根尖的唇、或远、近中任何侧面,根管狭窄部在近根尖孔约1mm处(图1-13)。

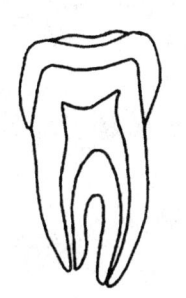

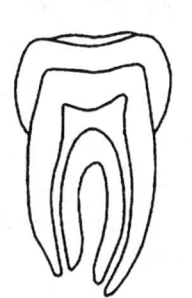

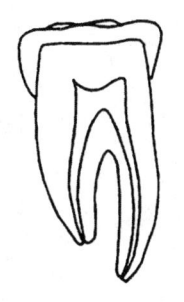

图1-13　髓腔的增龄性变化

2. 剖面图观察各组牙的髓腔解剖形态

(1) 上颌切牙组髓腔解剖形态:为单根管,粗而直。近远中剖面可见近中髓角突出,髓顶似屋脊,且为髓腔最宽处。唇舌向剖面,可见髓腔最宽的横径在舌隆突的相应部位,颈部根管横断面呈唇舌向较宽的椭圆形,在舌面的投影位于舌侧窝内。根管向切端的延伸线在切缘的唇面。

(2) 下颌切牙髓腔解剖形态:多数为单根管,呈唇舌径明显大于近远中径的扁根管。颈部根管横断面见近远中径明显缩窄,在舌面的投影位于舌侧窝内。根管向切端的延伸线在切缘的舌侧或通过切缘。

(3) 上下尖牙髓腔解剖形态:多为单根管,下尖牙有时有2个根管;根管唇舌径大于近远中径,颈部根管横断面呈圆三角形,其投影恰在舌面的舌嵴上。

（4）上颌前磨牙髓腔解剖形态：为近远中径窄，颊舌颈宽的扁根。有时在近根尖处分成颊舌二根。从颊舌向切面可见牙冠的颊舌尖内有细而突出的髓角，根管较扁，或在根尖1/2～1/3处分为2个根管，有时两根管在根尖处又汇合为一个根管。两根管之间出现交通支。牙颈部横断面，根管呈近远中径窄，颊舌径宽的哑铃状。

（5）下颌前磨牙髓腔解剖形态：为单根管，且较粗大，颊侧髓角较突出，特别是下颌第一前磨牙，由于牙冠向舌侧倾斜，根管向𬌗面的延伸线在颊尖一侧。颈部横断面。根管呈颊舌径宽、近远中径窄的椭圆形。

（6）上颌磨牙髓腔解剖形态：髓室呈斜立方形，髓室顶凹，近颈缘水平。髓室底在颈缘下约2mm。一般为3个根，即近中颊根、远中颊根和腭侧根。每个根有一个根管，近中颊根有时可有2个根管。颈部髓底横切面见3个根管口，其连线呈颊舌径大于近远中径的三角形，𬌗面投影与其相似。

（7）下颌磨牙髓腔解剖形态：一般有近中及远中2个根，近中根较扁，多含有颊舌2个根管，有时为一与根形态相似的扁根管。远中根较粗大，内含1个粗的根管。下颌第一磨牙有时为3个根，即远中根分为远颊根、远舌根。每个根含一个根管。下颌第二磨牙多为2个根，根分歧不如第一磨牙明显，且两根有融合的趋势。颈部横断面根管口连线呈近远中径长于颊舌径的长方形，其投影位于𬌗面中1/3，稍偏颊侧。

3. 各组牙的冠、根长度比例见下表。

	中切牙	侧切牙	尖牙	第一前磨牙	第二前磨牙	第一磨牙	第二磨牙
上颌	1∶1.25	1∶1.47	1∶1.82	1∶1.51	1∶1.86	1∶1.77	1∶1.80
下颌	1∶1.34	1∶1.32	1∶1.48	1∶1.79	1∶1.79	1∶1.72	1∶1.86

实训十九 离体前牙、前磨牙开髓法(4学时)

【目的要求】

1. 掌握钻针的选择及正确使用。
2. 掌握前牙及前磨牙的开髓技术及开髓要点。
3. 熟悉前牙及前磨牙髓腔各部分的名称与牙髓腔的解剖特点。

【实训器材】

仿头模、透明牙模型、前牙、前磨牙开髓步骤模型、高速涡轮机及涡轮机手机、检查器械盒、各种钻针、光滑髓针、根管扩大针、注射器、气枪。

录像片:开髓术。

【方法步骤】

1. 上颌前牙开髓术(图 1-14)

(1) 开髓洞形:切牙开髓位置在舌面窝的中央,洞形为圆三角形。三角形的顶位于舌隆突处,两腰分别与近远中边缘嵴平行,底边与前牙切缘平行。上尖牙的开髓洞形则近似于椭圆形。

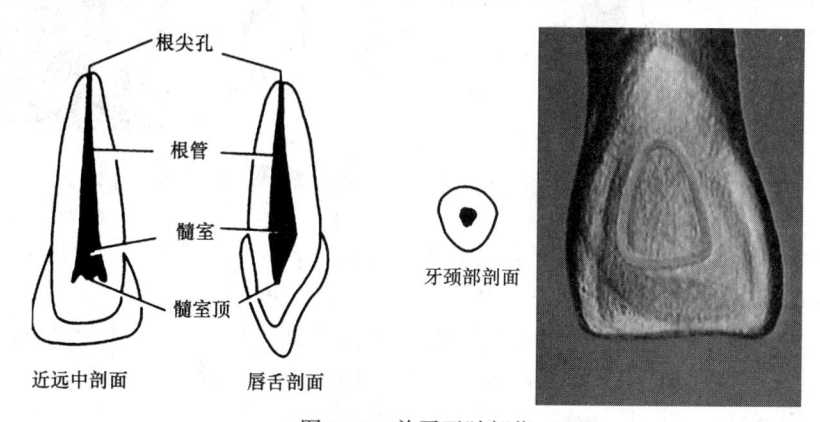

图 1-14 前牙开髓部位

(2) 开髓步骤:调整仿头模位置和角度,左手持口镜,右手握笔式握持手机,以无名指作支点,选用小球钻或小裂钻从舌面窝的中央下钻,钻针方向与舌面垂直。当钻针钻至釉牙本质界,阻力感减小时,改变钻针方向使其与牙长轴平行,向深层钻入,有"落空感",表示钻针已进入髓腔。根据髓腔的形态、大小揭净髓室顶。修整洞壁和洞外形,充分暴露近远中髓角及根管口。

(3) 用注射器装生理盐水,冲洗洞内的残屑,再用气枪吹干,观察髓室、根管口。然后用15号扩大针或光滑髓针插入根管内检查窝洞进入道与根管是否成直线通路,根管操作器械能否无阻碍地进出根管。如制备窝洞进入道时,没有充分向切缘或舌嵴延伸,都会形成"肩台",影响器械进出。

(4) 注意事项

1) 钻针垂直钻到釉牙本质界后应立即改变钻针方向与牙长轴一致,否则会形成唇侧台阶或颈部侧穿。

2) 注意在开髓过程中要有稳定的支点,防止钻针滑动。

3）开髓口的洞形不宜过大,以免出现台阶或侧穿。

4）开髓口的洞形不宜过小,以免近远中髓角不能充分暴露,遗留残髓。

2. 下颌前牙开髓术

（1）开髓洞形:同上颌前牙,洞口较小。

（2）开髓步骤:调整仿头模位置和角度,左手持口镜,右手握笔式握持手机,以无名指作支点,选用小球钻或小裂钻从舌面窝的中央下钻,钻针方向与牙长轴方向一致,进入髓腔后,初步预备洞外形成漏斗状,去净髓室顶,彻底暴露髓角。

（3）注意事项

1）下前牙开髓应选用较小型号钻针,钻针方向始终与牙长轴一致,在颈部勿向近远中扩展,否则极易造成侧穿。

2）避免开髓口过大形成台阶,或开髓口过小遗漏另一舌侧根管,遗留舌侧髓室顶。

3. 上颌前磨牙开髓术（图1-15）

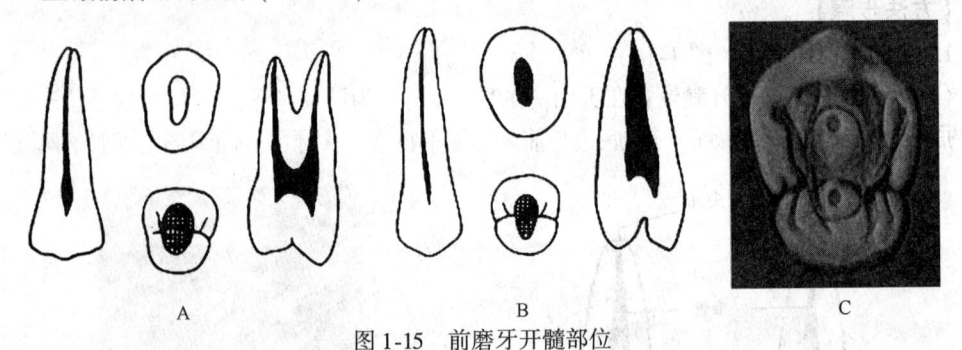

图1-15 前磨牙开髓部位

（1）开髓洞形:上颌前磨牙开髓口的外形为一颊舌向的长椭圆形。其宽度约为咬合面近远中宽度的二分之一,颊舌径长约为颊舌三角嵴中点之间的距离。

（2）开髓步骤:调整仿头模位置和角度,左手持口镜,右手握笔式握持手机,以无名指作支点,在𬌗面中央钻入,至牙本质深层后向颊舌侧扩展至颊舌三角嵴的中点处呈长椭圆形。穿通颊侧、舌侧髓角,去净髓室顶,充分暴露根管口。

（3）注意事项:开髓时还应注意不宜钻磨过浅,以免将髓角误认为根管口。

1）钻针方向始终保持与牙长轴方向一致,避免侧穿或形成台阶。

2）去净髓室顶,避免将颊舌髓角看成颊舌根管口。

3）开髓洞口的近远中宽度不能超过上颌前磨牙的髓室的近远中径,避免形成台阶或牙颈部侧穿。

4. 下颌前磨牙开髓术

（1）开髓洞形:下颌前磨牙开髓口的外形为一颊舌向的长椭圆形。

（2）开髓步骤:调整仿头模位置和角度,左手持口镜,右手握笔式握持手机,以无名指作支点,在下颌前磨牙𬌗面中央近颊尖处钻入,调整钻针方向与牙长轴方向一致,一直穿透髓腔,钻针向颊舌侧稍扩展,使冠部洞形成椭圆形漏斗状,去净髓室顶,充分暴露根管口。

（3）注意事项

1）在咬合面的颊尖三角嵴中下钻入,钻针方向保持与牙长轴一致,防止向舌侧偏斜形成台阶。

2）揭髓顶时,要去净颊舌侧髓角处的髓室顶,避免遗漏根管。

实训二十　离体磨牙开髓法(4学时)

【目的要求】
1. 掌握磨牙的开髓部位、形状及开髓要点。
2. 掌握磨牙髓腔各部分的名称与牙髓腔的解剖特点。
3. 熟悉口腔科医师体位、术式和支点的应用。

【实训器材】
磨牙开髓步骤模型,其余同实训十九。

【方法步骤】
1. 上颌磨牙开髓术(图1-16)

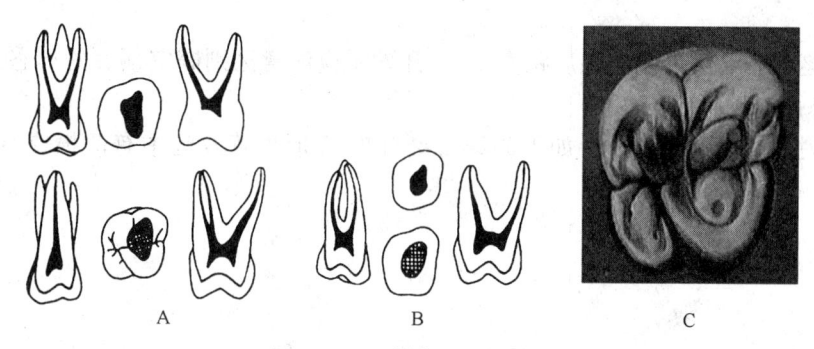

图1-16　上颌磨牙开髓部位

(1) 开髓洞口:髓室顶在𬌗面的投影的位置呈三角形,略偏近中,三角形的底向着颊侧,尖朝向腭侧,颊舌径略宽于近远中径,远中不过斜嵴。

(2) 开髓步骤:调整仿头模位置和角度,左手持口镜,右手握笔式握持手机,以无名指作支点,根据髓室顶在𬌗面的投影,设计开髓洞形的外形,确定开髓部位,选用1号球钻,使钻针略向腭侧倾斜,与腭侧根管方向一致钻入,到达牙本质深层时,向颊舌向扩展,形成一偏近中且颊舌径较长的钝圆三角形。然后从近中舌尖处穿通髓角,依三角形揭去髓室顶。精修髓室顶的残余部分,使洞壁光滑略外敞,和髓腔成直线连接,以利于根管治疗器械的进出。

(3) 用生理盐水冲洗洞内残屑,再用气枪吹干。观察髓室底、根管口。然后用15号扩大针或光滑髓针进行检查,试探并感觉进入根管的方向是否有阻碍。若开髓洞形正确,一般情况下应顺利找出3个根管,即近中颊侧根管,远中颊侧根管及腭侧根管。

(4) 注意事项
1) 上颌磨牙开髓洞形略偏近中,尽量避免破坏咬合面强大的近中舌嵴。
2) 在揭髓室顶时仔细确定颊侧底边的长度,以尽量保留合面牙体组织。
3) 顶底间距离随年龄增加而变小,揭髓室顶时要避免破坏髓底形态,防止髓室底穿。

2. 下颌磨牙开髓术

(1) 开髓洞口:髓室顶在𬌗面的投影的位置也呈三角形,略偏近中,略靠颊侧,三角形的底位于近中,尖朝向远中,较为圆钝,近远中径长于颊舌径。

（2）开髓步骤：调整仿头模位置和角度，左手持口镜，右手握笔式握持手机，以无名指作支点，根据下颌第一磨牙的髓室顶在𬌗面的投影，设计开髓洞形的外形，确定开髓孔的部位，然后选用 1 号球钻，使钻针略偏向颊侧，与颊侧根管方向一致钻入，直达髓腔有较明显的落空感。然后改用锥形裂钻，以髓室顶到𬌗面上距离为深度，从里向外，依次揭去髓顶。此时钻针不可太深，也不可从外向里切割，以免损伤髓室底。最后可换用 44 号柱状砂石精修髓室顶的残余部分，使洞壁光滑略外敞，和髓腔成直线连接，以利于根管治疗器械的进出。

（3）用生理盐水冲洗洞内残屑，再用气枪吹干。观察髓室底、根管口。然后用 15 号扩大针或光滑髓针进行检查，试探并感觉进入根管的方向是否有阻碍。若开髓洞形正确，一般情况下应顺利找出 3 个或 4 个根管，即近中 2 个根管，远中 1 个或 2 个根管。

（4）注意事项

1）开髓时钻针方向应始终保持与牙长轴方向一致，否则易形成台阶或髓室壁侧穿。

2）下颌磨牙开髓洞形的位置在中线偏颊侧才能暴露髓腔，可避免造成舌侧的台阶或髓底穿通。

3）中老年患者磨牙髓室顶底距离变窄，开髓时应注意区别髓室顶底的形态，防止破坏髓室底形态而造成底穿。

4）要注意磨牙髓腔变异，如下颌第二磨牙的 C 形根管及远中有两根或有双根管等情况。

实训二十一　离体牙盖髓术与活髓切断术(4学时)

【目的要求】

1. 掌握盖髓术和活髓切断术的原理和适应证。
2. 熟悉盖髓术的操作技术及注意事项。
3. 熟悉活髓切断术的操作技术。

【实训器材】

仿头模、已备Ⅰ类洞的离体牙石膏模型、高速涡轮机及涡轮机手机、各类钻针、口腔检查盘、敷料盒、挖匙、冲洗器、黏固粉充填器、调刀、玻璃板、生理盐水、75%酒精溶液、氢氧化钙制剂、氧化锌丁香油黏固剂。有关挂图及录像片。

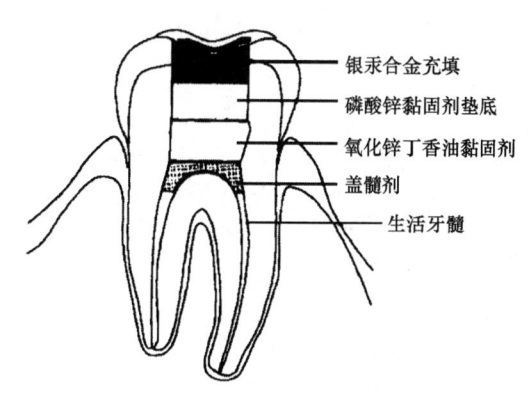

图1-17　离体牙盖髓术

【方法步骤】

1. 离体牙盖髓术(图1-17)

在已制备Ⅰ类洞的离体牙上完成盖髓术的步骤。

（1）制备近髓窝洞,辨清窝洞的近髓或穿髓区。

（2）生理盐水缓慢冲洗窝洞、隔湿唾液并清洁、干燥窝洞。

（3）调制氢氧化钙糊剂作为盖髓剂。

（4）用探针挑取适量氢氧化钙糊剂轻敷于近髓或穿髓区,覆盖范围应超出近髓或穿髓区,厚约1mm左右,避免糊剂沾在洞壁的其他区域。

（5）调制氧化锌丁香油糊剂,用黏固粉充填器取适量氧化锌丁香油糊剂轻压,暂封窝洞。

（6）术后观察1~2周后,患牙如无症状且牙髓活力正常,则除去大部分暂封物,磷酸锌黏固剂垫底,永久充填。

2. 离体牙活髓切断术

在另一离体牙上练习活髓切断术的操作步骤。

（1）开髓:首先去净船面洞腐质,冲洗、干燥窝洞,隔湿,用75%酒精溶液小棉球消毒窝洞,用消毒裂钻从髓角处钻入开髓。

（2）去髓室顶:用消毒裂钻依次沿髓角处揭净髓室顶,用小球钻提拉式修整洞壁。

（3）切断冠髓:用消毒的锐利挖匙,自根管口略下方约1mm处切断冠髓。

（4）冲洗止血:用装有生理盐水的冲洗器,冲洗髓腔内的组织碎屑,小棉球蘸0.1%肾上腺素液压迫止血,干燥窝洞。

（5）放置盖髓剂:用黏固粉充填器取适量已调制好的氢氧化钙糊剂放在根管口处,厚约1~1.5mm。

（6）暂封窝洞:用黏固粉充填器取适量已调好的氧化锌丁香油糊剂暂封窝洞,中等大小压力,压贴暂封剂,使其与洞壁贴合。

（7）术后观察1~2周,患牙如无症状,则除去大部分暂封物,磷酸锌黏固剂垫底,永久充填。

【注意事项】

1. 练习操作时,始终保持正确的术式、支点和口镜的使用。

2. 要求严格的无菌操作,所用器材均应严格消毒,因为控制感染是盖髓术和活髓切断术治疗成功的关键。

3. 活髓切断术切断冠髓时,必须用大圆钻或锐利的挖匙,以避免撕拉根髓。

4. 在临床上,盖髓术和活髓切断术均需术后定期复查,观察修复性牙本质桥的形成和牙根根尖孔的形成,已便做进一步彻底的治疗。

实训二十二　离体牙牙髓塑化治疗术(2学时)

【目的要求】
1. 熟悉塑化液的成分、配制及使用方法。
2. 掌握牙髓塑化治疗的操作技术。

【实训器材】
仿头模、装有离体下颌第一磨牙的石膏模型、涡轮机及涡轮机手机、各型车针、检查器械、光滑针、拔髓针、扩大器、5mL注射器、各种充填器、调拌刀、玻璃板、银汞合金胶囊、银汞合金调合机、输送器、丁香油氧化锌黏固粉、磷酸锌黏固粉、3%过氧化氢液、甲醛甲酚、2%氯亚明、塑化液、小棉球等。

【方法步骤】
1. 下颌第一磨牙开髓,除去冠部牙髓。
2. 拔髓及根管预备　先将光滑针插入根管内探测根管长度、粗细、弯曲度和方向,再选用与光滑针相同号的拔髓针,顺光滑针进入的方向进入根管,达根管约2/3处,顺时针方向捻转,捻转角度不超过180°,使牙髓缠绕在拔髓针上,然后拔出牙髓,如根管细小,拔髓针不易进入者,可用15号根管锉,紧贴根管壁将部分牙髓锉出,并在根管内造成一个通路,使塑化液易进入根管。牙髓坏死并已分解者,则不需拔髓,滴入2%氯亚明溶液,荡洗根管,溶解根管内容物,再用水冲洗,吹干髓腔。
3. 配制塑化液　按照塑化液要求的比例,将塑化剂逐滴滴入塑料小瓶盖内或小碟内,搅匀即可使用。
4. 导入塑化液　吹干窝洞髓腔,将混合均匀的塑化液,用镊子放入髓室中,并用光滑针或15号扩大针插入根管内近根尖孔约2mm左右的深度,轻轻做提拉动作,以便将塑化液导入每个根管中,然后用棉球吸干髓腔内的塑化液。再导入塑化液,再吸干,如此反复3~4次,最后一次导入的塑化液后,勿吸干。
5. 封闭根管口,垫底充填　用适量的丁香油氧化锌糊剂放在窝洞内,用一浸有塑化液的小棉球轻压,使其封闭根管口。调拌适量的磷酸锌黏固粉,垫于窝洞中,银汞合金充填。

【注意事项】
1. 准备塑化治疗的患牙,要尽量拔除牙髓,使患牙根管内残留物越少,根管塑化效果越好。
2. 塑化过程中要注意保护口腔黏膜,防止塑化液外溢腐蚀软组织;若不慎将塑化液接触到口腔黏膜时,应立即用干棉球吸干,并用碘甘油涂抹,以减轻软组织烧伤。
3. 在导入塑化液时,切忌超出根尖孔,以免刺激根尖周组织。
4. 避免大力加压使塑化液推出根尖孔而刺激到根尖周组织。
5. 塑化液上方不可直接覆盖磷酸锌糊剂,以防封闭不严密。

实训二十三　离体牙根管治疗术(4学时)

【目的要求】

1. 熟悉根管治疗器械及使用方法。
2. 掌握根管治疗技术和步骤。

【实训器材】

仿头模、装有上中切牙的石膏模型、涡轮机及涡轮机手机、各型车针、检查器械、上颌上中切牙X线摄片、光滑针及拔髓针、根管扩大针、根管锉、根管充填器、根管侧压针、挖器、黏固粉充填器、5mL注射器、小尺、棉球、调拌刀、玻璃板、3%过氧化氢液、2%氯亚明、樟脑酚液、牙胶尖、根管充填糊剂、磷酸锌黏固粉、丁香油氧化锌黏固粉、丁香油、光固化复合树脂、光固化机等。

【方法步骤】

1. 介绍根管治疗器械的用途。
2. 根据X线摄片,了解根管长度、形态、粗细、有无变异等。
3. 进行上颌中切牙开髓,先用光滑针探测出根管的方向及通畅程度后,取出光滑针,滴入2%氯亚明于髓腔内,轻轻插入拔髓针,顺时针方向捻转,缓慢将残髓取出,如牙髓腐败分解,可用拔髓针分次取出,或向根管内滴入2%氯亚明,用拔髓针在根管内荡洗,再用3%过氧化氢液冲洗。
4. 测量根管长度　可按X线片上的冠根比例计算。
5. 根管预备　将15号扩大针(挫)插入根管后,顺时针方向同时向根尖捻转,直达根尖狭窄处,然后顺根管壁一侧抽出,重复数次,直至根管挫能自由顺利抽出为止。根管扩大应顺号使用,由细到粗逐号扩大根管,边冲洗边扩大;捻转角度不可过大,遇到阻力不可强行扩大,以免器械折断,或使器械超出根尖孔,刺伤根尖周组织。
6. 扩大根管后,用3%过氧化氢和生理盐水交替冲洗根管。用纸捻或棉捻吸干根管。
7. 用棉捻蘸樟脑酚液,放置于根管内,用丁香油氧化锌糊剂暂封窝洞。
8. 充填根管　①根据测量的根管长度和扩大的程度,选择牙胶尖,用乙醇溶液浸泡消毒。②除去根管内的药物棉捻,并干燥根管。③用测量好的根管扩大器(带有橡皮停止标),将根管糊剂填满于根管。④将已消毒的牙胶尖,作为主尖蘸糊剂插入根管直达根尖。再另取牙胶尖插入根管,用侧压针从管壁一侧插入,将牙胶尖压向一侧,再填塞牙胶尖,直到侧压针不能进入为止。⑤用烤热的挖器,平齐根管口处切断超出根管口的牙胶尖。⑥X线摄片检查根管充填情况。⑦若充填完满,用磷酸锌黏固粉垫底后,光固化复合树脂充填。

【注意事项】

1. 根管预备时要注意正确使用器械,遇到阻力时,不可用力过大,防止器械折断根管内。
2. 根管预备前要确定根管的工作长度,尽量预备彻底,又不能超出根尖孔。
3. 根管预备时要逐号进行,不能跳号。
4. 根管充填时要选择正确的充填方法,不能欠填,也不能超填。

实训二十四　龈上洁治术(2学时)

【目的要求】

掌握龈上洁治器械的正确选择和正确使用,初步掌握龈上洁治术的基本操作方法和洁治后磨光技术。

【实训内容】

1. 实验室阶段

(1) 识别及选择不同种类的洁治器械,讲解洁治术的方法。

(2) 在模型上示教洁治术。

(3) 在模型上练习洁治术。

2. 临床阶段

(1) 临床上示教龈上洁治和抛光。

(2) 学生相互洁治和抛光。

【实训器械】

1. 实验室用品

(1) 洁治器

1) 各种类型洁治器:直角形、大镰刀形、弯镰刀形(牛角形)(1对)、锄形洁治器(1对)(图1-18)。

2) 示教和练习用镰形洁治器,每人1套(图1-19)。

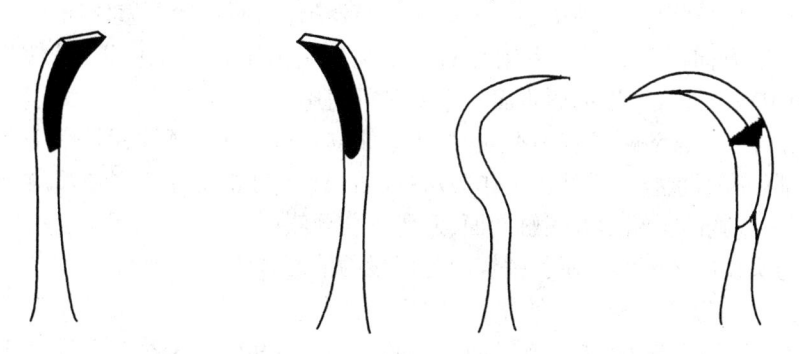

图1-18　龈上锄形洁治器　　图1-19　镰形洁治器及其横断面

(2) 仿头模。

(3) 带有牙石的牙模型制作:选择带有牙石的离体牙,放入阴模内的适当位置,灌制石膏模型;或在模型中的真牙上用水门汀做出人工牙石;或直接购买用于洁治练习的牙模型。

2. 临床阶段用品

(1) 口腔检查盘:包括口镜、镊子和尖探针。

(2) 各种消毒后洁治器。

(3) 磨光器械:磨光杯、磨光砂、低速弯机头。

(4) 3%过氧化氢溶液、冲洗器械。

【原理】

用手工操作洁治器械,去除龈上牙石和牙垢,清除牙菌斑,并用磨光器械将牙面磨光,防止菌斑和牙石的再沉积。

【方法和步骤】

1. 实验室阶段

(1) 详细讲解龈上洁治器械的结构、种类及辨认方法。

(2) 讲解磨光器械及磨光剂正确使用方法。

(3) 在石膏模型上示教洁治术,强调操作要点,指导学生练习。

1) 以改良握笔法握持洁治器(图1-20)。

2) 支点的选择:以中指与无名指贴紧一起共同作支点,或以中指作支点,支点位置应尽量靠近被洁治的牙齿,并随洁治部位的变动而移动。这是常规的口内支点。

3) 使用器械的次序:先用镰形器将唇颊舌腭面大块牙石撬除刮破成为散小块,逐个刮除邻面的牙石,后用锄形器。刮光牙面。

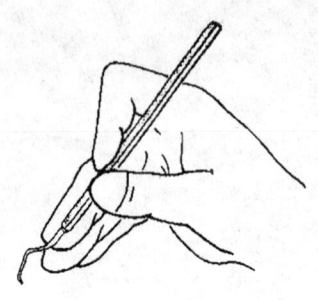

图1-20 改良握笔法

4) 将全口牙分为上、下颌的前牙及后牙左右侧6个区段,逐区进行洁治。

5) 器械的放置和角度:将洁治器尖端1~2mm的工作刃紧贴牙面,放入牙石的根方,刀口与牙面角度应以70°~80°为宜。注意紧贴牙面的是工作刃的尖端,而不是工作刃的中部,避免损伤牙龈。

6) 用力动作与方向:握紧器械,向牙面施加侧向压力,再通过前臂和腕部的上下移动或转动发力,力通过手部以支点为中心的转动而传至器械,从而将牙石整体向冠方刮除,也可以是斜向或水平方向。避免层层刮削牙石。单纯用指力来拉动工作刃,易使指部肌肉疲劳,一般只用于轴角处或窄根的唇舌面。必要时可使用推力。

7) 器械的移动:移动幅度宜小不宜大,洁治部位之间要有连续性,即每一次动作应与上一次动作的部位有所重叠。当洁治工作刃从颊(舌)面移向邻面时,应靠拇指推或拉来转动洁治器柄,使工作端的尖端始终接触牙面,避免刺伤牙龈。

(4) 在仿头模的牙模型上示教并练习各区段的洁治方法

1) 体位:模型患者上身向后仰靠,高度应与操作者肘部平齐。洁治下颌牙时下颌平面与地面平行,洁治上颌牙时上颌平面与地面呈45°~90°。术者位于模型患者的右前方,必要时在右后方、正后方或左后方。根据所洁治牙的区段、牙面不同,可移动至适宜位置。

2) 全口牙分为6个区段,有计划地按一定顺序逐个区段进行洁治。避免频繁地更换器械和移动体位。选择适宜的洁治器,按洁治术的基本操作要点进行龈上洁治术。

3) 洁治完成后仔细检查有无残留牙石,尤其是邻面部位,如有残留牙石,要继续清除。

4) 使用的模型如果带有牙龈,在操作时一定要保护牙龈,避免损伤。

2. 临床示教和学生相互进行洁治术

1) 消毒:嘱患者先用清水漱口,再以1%~3%过氧化氢溶液或0.12%~0.2%氯己定溶液含漱1分钟,术区1%碘酊棉球涂擦。

2) 按上述要点操作。

3）保持术区视野清楚,及时吸去或拭去多余血液、唾液,保护牙龈。

4）术毕用杯状刷或橡皮杯蘸磨光糊剂或牙膏抛光牙面。

5）让患者用1%~3%过氧化氢溶液及生理盐水漱口以清洗口腔,炎症明显者可局部涂布消炎收敛药物如碘甘油等。

6）学生相互进行洁治。

【注意事项】

1. 洁治时支点不稳固是一个常见问题,这使得牙石不能被有效除去,器械容易滑动造成损伤。应注意在操作中始终要有稳固的支点。

2. 洁治时在牙石表面层层刮削也是常见问题。这主要是由于操作中洁治器尖端放置的位置不对,并未能采用正确的除石动作将牙石整块除去。

3. 洁治中对牙龈造成损伤也是常见的问题。主要是由于:操作中洁治器的尖端离开牙面,或洁治器刃与牙面的角度大于90°,或支点不稳,从而造成牙龈损伤。在操作过程中一定要注意保护牙龈。

4. 洁治的基本操作要点要在模型上反复练习,掌握之后才能进行临床洁治练习。

实训二十五　龈下刮治和根面平整术(2学时)

【目的要求】
1. 掌握龈下刮治术和根面平整术的目的和原理。
2. 熟悉刮治器械及其使用原则。
3. 熟悉龈下刮治和根面平整术的操作原则。

【实训内容】
1. 实验室阶段
1) 刮治器的种类识别及选择。
2) 在模型上示教刮治方法。
3) 在模型上练习刮治方法。

2. 临床阶段
1) 临床龈下刮治术示教。
2) 临床龈下刮治术练习。

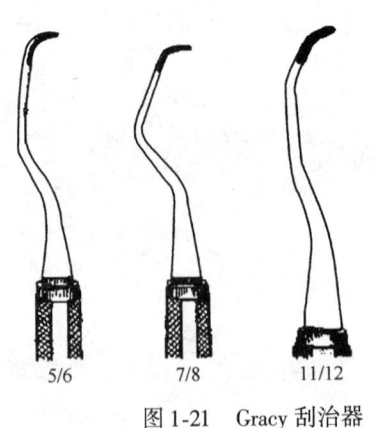

【实训器械】
1. 刮治器械
(1) 匙形刮治器：通用刮治器和 Gracey 刮治器(图1-21)。
(2) 示教和练习用匙形刮治器(每人1套)。

2. 仿头模

3. 带有根面牙石的模型

4. 口腔检查盘　包括口镜、镊子和尖探针。

图1-21　Gracy 刮治器
（5/6　7/8　11/12　13/14）

【原理】
用手工操作刮治器,除去龈下牙石和菌斑,除去袋壁的变性、坏死组织、病理性肉芽及残存的上皮,除去含有内毒素的根面牙骨质,形成硬而光洁、平整的根面,从而去除引起牙龈炎症的刺激物,造成有利于牙周附着愈合的环境。

【方法步骤】
1. 实验室阶段
(1) 刮治器的结构、种类及辨认
(2) 龈下刮治和根面平整的基本操作要点
1) 探查：刮治前应探查龈下牙石的形状、大小和部位。
2) 选择器械：根据牙位牙面,正确选择刮治器械,如果刃缘变钝,应及时对器械进行磨锐。
3) 用改良执笔法握持刮治器。
4) 支点：以中指与无名指紧贴在一起作支点或中指作支点,指腹放在邻近牙齿上,支点要稳固。

5）角度:将刮治器工作面与根面平行(即0°角),缓缓放入袋底牙石基部,然后改变刮治器角度,使工作面与牙根面呈80°角,用腕力刮除牙石,操作完成后,再将刮治器工作面与根面平行,取出器械。

6）用力方式与方向:向根面施加压力,借助前臂、腕的转动,器械产生爆发力,将牙石去除。方向以冠向为主,在牙周袋较宽时,可斜向或水平方向运动。刮治器应放在牙石与牙面结合部,整体刮除,避免层层刮削牙石。

7）幅度:刮治幅度不要过长、过大,刮治时由袋底向冠方移动,工作端不要超出龈缘。

8）刮治的连续性:每一动作的刮除范围要与前次有部分重叠,连续不间断,并有一定次序,不要遗漏。

9）根面平整:刮除牙石后,要继续刮除腐败软化的牙骨质表层,将根面平整,直到根面光滑坚硬为止。但也应注意不要过多刮除根面,以免治疗之后敏感。

10）刮治完成后要用尖探针检查,以确定龈下石是否已去净,根面是否光滑坚硬。

（3）在仿头模的牙模型上示教并练习各区段的刮治方法

1）示教不同区段进行刮治及根面平整的体位和方法。

2）练习上、下前牙区的刮治及根面平整:调整体位,正确地选择刮治器械,按基本操作要点进行刮治及根面平整操作练习。

3）练习4个后牙区段的刮治及根面平整。

2. 临床示教和学生相互进行龈下刮治

（1）常规消毒,深牙周袋刮治前应行局部浸润麻醉。

（2）检查龈下牙石所在部位及牙周袋的深度、位置和形状。

（3）按上述要点操作。

（4）术毕用1%~3%过氧化氢溶液冲洗牙周袋,清除袋内牙石残渣。压迫牙龈,使之与根面贴合。刮治后4~6周不探查牙周袋。

（5）学生相互进行刮治。

【注意事项】

龈下刮治和根面平整是牙周治疗的一项基本技术,需要将器械深入牙周袋并靠触觉来发现和除去龈下牙石,是一项较难掌握的技术。操作中要十分小心,一方面仔细刮除,避免遗漏牙石,另一方面要避免造成牙龈组织的损伤。

实训二十六　牙周手术练习(2学时)

【目的要求】
1. 熟悉牙龈切除术的基本步骤,了解基本操作技术。
2. 熟悉牙周翻瓣术的基本步骤,了解基本操作技术。
3. 熟悉牙周手术的缝合技术,了解牙周塞治剂的调拌与放置。

【实训内容】
1. 教师讲解牙龈切除术和牙周翻瓣术的基本操作要点。观看牙周手术及缝合技术的相关录像。
2. 教师在动物颌骨上示教牙龈切除术和翻瓣术的操作步骤及要点,并示教牙周塞治剂的调拌与放置。
3. 在模型上练习各种牙周手术缝合技术。
4. 学生在动物颌骨上练习牙龈切除术及翻瓣术。

【实训器械】
1. 教学用幻灯或图片　包括牙龈切除术、牙周翻瓣术各步骤要点、各种牙周手术缝合方法。
2. 牙周缝合法模型　有牙间隙及龈瓣的模型或类似的替代模型。
3. 牙周手术器械　牙周探针、印记镊、口镜、尖探针、镊子、11 号和 15 号刀片、刀柄、骨膜分离器、镰形洁治器、匙形刮治器、组织剪、线剪、持针器、缝针、缝线。
可准备斧形龈刀、柳叶刀。
4. 牙周塞治剂粉和液(丁香油)、调拌板和调拌铲
5. 动物模型　新鲜动物(猪或羊头)上、下颌若干个,需带有完整的牙及牙周组织。

【方法步骤】
1. 牙龈切除术手术步骤和方法(图 1-22)

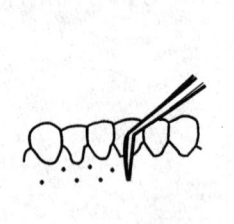

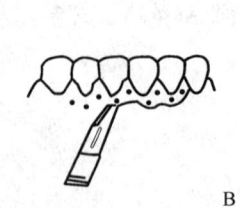

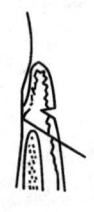

图 1-22　牙龈切除术示意图
A. 记号镊袋底定点;B. 手术刀的位置和方向

(1) 检查牙周情况,消除龈上、下牙石。
(2) 标定手术切口位置:可用印记镊法标出袋底位置,也可用探针做印记。在术区每个牙唇(舌)侧牙龈的近中、中央、远中处分别做标记点,各点连线即为袋底位置,作为切口的依据。切口位置应位于此线的根方 1～2mm。
(3) 使用 15 号刀片或斧形龈刀,将刀刃斜向冠方,与牙长轴呈 45°角,在已定好的切口

位置上切入牙龈,一刀切至袋底下方的根面上。

(4)切除牙龈时多采用连续切口,使用柳叶刀或尖刀,在邻面牙间处沿切口处切入,将牙龈乳头切断。

(5)用镰形洁治器去除切下的边缘龈组织和牙间龈组织。用刮治器刮除肉芽组织,并彻底刮除残存的牙石。

(6)修整牙龈:用弯组织剪修整切口处的牙龈,使牙龈与牙面呈45°角,龈缘处菲薄,牙龈呈贝壳状生理外形。

(7)放置塞治剂(方法见后)。

2. 牙周翻瓣术基本方法

(1)切口

1)水平切口:为沿龈缘做的近远中方向的切口。

①内斜切口:也称第一切口,用11号(或15号)刀片,在距龈缘0.5~1mm处切入,切入的位置也可根据袋深、组织厚度及手术目的而有所改变。刀片与牙长轴呈10°角左右,切向牙槽骨嵴顶或牙槽骨嵴顶的外侧,尽量保留牙龈乳头外形。切口长度一般应包括手术区近、远中端各一个健康牙。

②沟内切口:也称第二切口,刀片从袋底进入,切向牙槽骨嵴顶。

③牙间切口:也称第三切口,在牙间处用柳叶刀或尖刀做越过牙槽骨嵴顶的水平方向切口,将上皮领圈与根方骨组织断离。

2)纵切口:在水平切口的一端或两端做垂直向的松弛纵切口。并非所有翻瓣术均做此切口,是否采用应根据临床情况而定。

(2)翻瓣:用骨膜分离器翻起黏骨膜瓣,翻至暴露骨嵴顶1~2mm,以充分暴露术区。用刮治器刮除袋壁肉芽组织,刮除根面牙石,进行根面平整,必要时修整牙槽骨。

(3)瓣的修整:用弯组织剪剪除残留的肉芽组织及过厚的龈组织,修整龈瓣外形,使之复位后能覆盖骨面,颊、舌侧龈乳头能接触。

(4)清理术区,生理盐水冲洗后将瓣复位。

(5)缝合(方法见后)。

(6)压迫术区龈瓣后放置牙周塞治剂(方法见后)。

3. 牙周缝合技术

(1)牙间间断缝合:适用于颊舌两侧龈瓣张力相同、位置高度相同者。

方法:从颊(唇)侧龈瓣乳头的外侧面进针并穿过龈瓣,穿过牙间隙至舌侧,从舌侧龈瓣的内侧面进针(从外侧面进针,则称为8字间断缝合)穿龈,线再穿回牙间隙,在颊侧打结。

(2)悬吊缝合:适用于颊舌侧龈瓣的高度不一、张力不等者,或适用于仅在牙的一侧有龈瓣者。

1)单牙悬吊缝合:从近中乳头的外侧面进针穿过龈瓣,穿过牙间隙,围绕牙面并穿过远中牙间隙,再从远中龈乳头外侧面进针缝合龈瓣,然后将针穿过牙间隙,再绕回近中,在近中邻面打结。

2)连续悬吊缝合:基本方法同单牙悬吊缝合,缝合远中龈瓣乳头后继续绕至下一个牙的另一个龈乳头,连续下去,直至术区最远中的一个龈乳头,然后绕术区远中牙一周后,绕回术区近中打结(单侧连续悬吊缝合);或绕至另一侧时,从远中向近中对另一侧的龈瓣进行连续悬吊缝合,回到近中后,在近中打结(双侧连续悬吊缝合)。

教师示教上述各种缝合方法。
学生练习体会各种缝合方法。

4. 牙周塞治剂的使用

（1）含丁香油酚的塞治剂

1）材料：由粉和液组成，粉为无水氧化锌和松香，液为丁香油。

2）调和：将粉放在调和板上，分成数份，在旁边加上数滴液体，先取一份粉与其调匀，再逐步加粉，直至调成硬度合适的膏状物，并形成条状，需即刻使用。

3）放置：取与术区等长的条形塞治剂，一端形成弯曲，放在最远中，贴于术区表面，然后依次向近中各牙处放置，并用生理盐水蘸湿的手指轻压，使其适当进入牙间隙，但切忌将塞治剂压入龈瓣和牙面之间。放好后牵拉唇颊将其整塑成形，并让患者咬牙，除去妨碍咬合的多余塞治剂。

（2）非丁香油酚制剂：双管型者用时挤出等长的两管中糊剂，使用前即刻混合，调至一种颜色为止。混合后3~5分钟可进行整塑、成形。单管型者可直接应用与唾液反应后变硬固形。

教师在动物模型上示教牙周手术后，示教牙周塞治剂的使用。

【注意事项】

牙周炎发展到较严重阶段后，单靠基础治疗不能解决全部问题，需要通过手术的方法对牙周软、硬组织进行处理，才能获得良好的疗效。手术中需确定牙周袋底的位置，切口的部位和方向，彻底消除病灶，修整软、硬组织形态。还要熟悉缝合和牙周塞治方法。

各种手术和缝合、塞治方法示意图见《口腔内科学》"牙周病的手术治疗"部分。

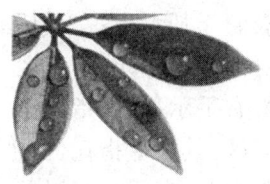

第二篇　口腔修复学

实训一　制取口腔印模及灌注模型(6学时)

【目的要求】
1. 了解口腔印模材料和模型材料的性能特点。
2. 熟悉选择托盘的要求。
3. 熟悉制取印模时医师和患者的体位。
4. 掌握制取和灌注印模的方法和步骤。

【实训内容】
1. 学生两人一组,互取印模。
2. 灌注模型。

【实训器材】
口腔检查器械(口镜、弯镊、探针、弯盘)、漱口杯、有孔托盘、酒精灯、火柴、藻酸盐印模材料、模型石膏、橡皮碗、石膏调拌刀、技工钳、模型修整机。

【方法步骤】
1. 调整体位　医师:站位于患者的右前方或右后方。患者:调整牙椅靠背和头靠,使患者头部直立,同时让医师肘部与患者口腔基本等高,张口时使拾平面与地平面平行。

2. 选择托盘　选择大小、形状合适的有孔、有牙颌托盘,要求托盘与患者牙弓内外侧间各有3~4 mm距离,以容纳印模材料;翼缘距黏膜皱襞1~2 mm,以免影响软组织活动;上颌托盘后缘应覆盖上颌结节和软腭颤动线,下颌则盖过磨牙后垫。如果托盘形状与牙弓局部不符,可以用技工钳修改;边缘若不足,可用蜡片加长(图2-1)。

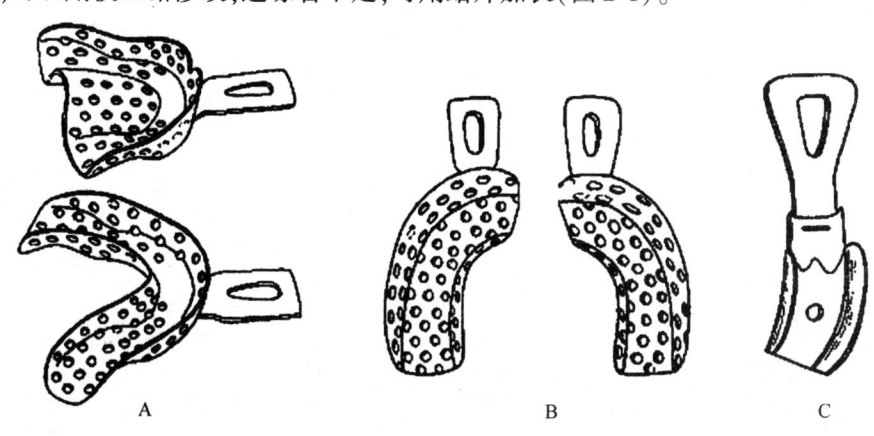

图2-1　有牙颌托盘
A. 有牙颌全口托盘;B、C. 有牙颌局部托盘

3. 制取印模 取适量印模材料于橡皮碗内,以调拌刀快速搅拌均匀,置于托盘内;左手持口镜牵拉患者左侧口角,右手将托盘自左侧旋转放入口内,托盘手柄对准牙列中线,均匀轻压,使托盘就位,做肌功能修整,医师以手指固定托盘。取上颌印模时,右手示指、中指置于前磨牙区,拇指托住托盘柄;取下颌印模时,右手拇指、示指置于前磨牙区,其余手指托住下颌下缘。待印模材料凝固后,取出托盘,检查印模是否清晰,边缘是否完整,有无气泡以及边缘是否伸展足够等。以清水冲净印模,甩干备用。

4. 灌注模型

(1) 调拌石膏:盛有适量水的橡皮碗中缓缓加入石膏粉,水与石膏之体积比约为1∶2。用调拌刀搅拌均匀,并将橡皮碗振动数次以排出空气。

(2) 灌模:取少量调好的石膏置于印模的腭顶或舌侧较高部位,左手持托盘轻轻振动,使石膏流入印模的牙冠处,继续灌注石膏至注满整个印模。将多余的石膏堆积在玻璃板或橡皮布上,并翻转印模置于堆积的石膏上,托盘底与板平行,修整周缘多余石膏。

(3) 脱模:灌模后静置约半小时,待石膏发热凝固后,修整模型周缘及下颌舌侧石膏突出部分。然后顺牙长轴将模型与印模分离,小心取出模型。

(4) 修整模型:将脱出的模型置修整机上,按要求磨除周围多余石膏,并对好上下颌咬合关系。

【注意事项】

1. 印模材料调拌均匀及取模过程中要保持稳定不动,以免影响印模准确性。
2. 灌注模型要振动,避免产生气泡。
3. 取模过程中术者动作需稳定,以免影响印模的准确性。
4. 脱模时要防止牙冠折断。

实训二　可卸式模型的制作(4学时)

【目的要求】
1. 掌握可卸式模型的制作方法和步骤。
2. 掌握可卸石膏代型的修整方法。

【实训内容】
在实验牙列模型上制作可卸式模型,并进行可卸石膏代型的修整。

【实训器材】
模型修整机、技工打磨机、激光打孔机、模型振荡器、"U"形石膏分离锯、橡皮碗、成品橡皮底座、石膏调刀、蜡刀、铅笔等。实验牙列模型、金属固位钉、502胶、分离剂(肥皂水)、硬质石膏、长柄球钻、间隙涂料等。

【方法步骤】
1. 可卸式模型的制作

(1) 在模型修整机上修整实验牙列模型。首先磨平石膏模型底部,使之与平面平行,同时调磨模型厚度,使模型底部距需制作可卸式代型的预备牙的颈缘7~8 mm。然后修去模型的唇、舌侧石膏,使其形成一与成品橡皮底座相吻合的马蹄形模型(图2-2)。

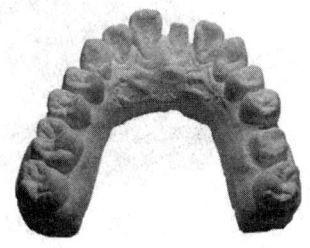

图2-2　模型修成马蹄形

(2) 用铅笔在模型上预备牙及邻牙的颊、舌面画出各自的牙体长轴线,并延伸到模型基底面,标出两条线的中点,此中点即为安放复位钉的位置。

(3) 打开激光打孔机电源开关,将工作模型置于机器平台上,把复位钉所在的位置对准定位灯(或定位钉),两手紧握工作模型,并将工作平台向下按,模型在随工作台面下按时,接触快速转动的打孔钻,形成所需的孔。用相同的方法形成其他预备牙的复位钉孔,然后在需要固位的部位打若干个孔(图2-3)。

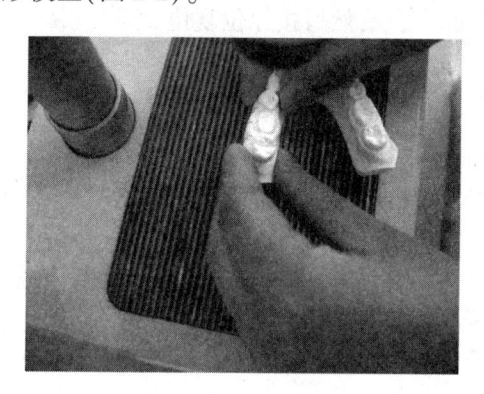

图2-3　激光打孔机打孔

(4) 在模型底面以复位钉孔为中心,四周做"+"字形辅助沟槽,同时在钉孔唇舌侧的模型底面上用球钻磨出复位标记,其他余留牙底面做固定沟槽(图2-4)。

(5) 用气枪吹净孔内的粉末,用502胶加硬质石膏粉将成品金属钉黏固于孔内,待其硬固后,将模型浸入肥皂水中3~5 min(图2-5)。

(6) 调拌适量硬质石膏,在振荡器的振荡下注入成品橡皮底座中,然后将模型压入橡皮底座,使金属复位钉接触最底部(图2-6)。

(7) 待底座内石膏完全凝固后,脱出石膏模型,用"U"形石膏分离锯分别沿预备牙近远中邻面方向与预备牙长轴平行向龈方垂直锯至两层石膏的交界线(图2-7)。

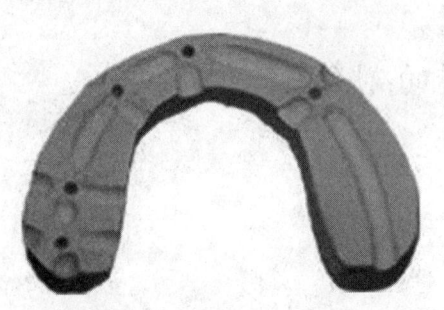

图 2-4 复位钉孔的位置及辅助固位沟槽　　图 2-5 黏固复位钉

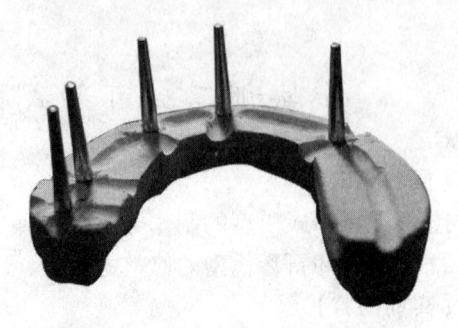

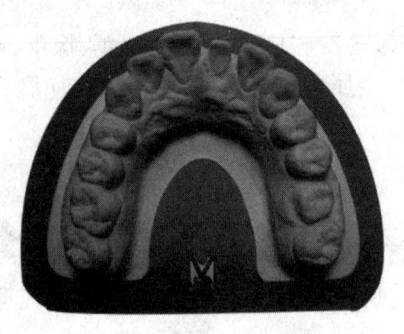

图 2-6 加模型底座　　图 2-7 分割模型

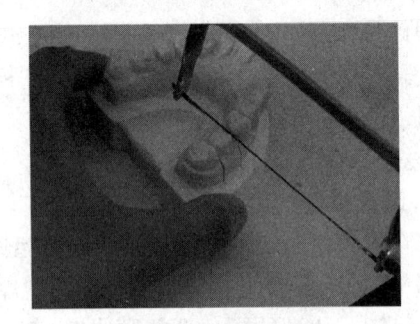

(8) 用蜡刀去除复位钉上附着的石膏模型材料,暴露复位钉末端并施压,将各分段部分连同复位钉从模型上取下,用气枪吹净其上附着的石膏粉,然后按原位复位。

2. 修整可卸代型

(1) 从模型上取下可卸代型,填补倒凹及代型的缺损部位,用锐利的蜡刀修去预备牙代型游离龈部的石膏,并对代型的颈缘做适当延长,暴露龈沟底。

(2) 用削尖的铅笔画出颈缘线。在离颈缘线 0.5 mm 以下、宽 3 mm 的范围内,用技工打磨机夹持大球钻修磨成凹面,形成清晰的牙颈缘,便于制作熔模的颈缘形态(图 2-8)。

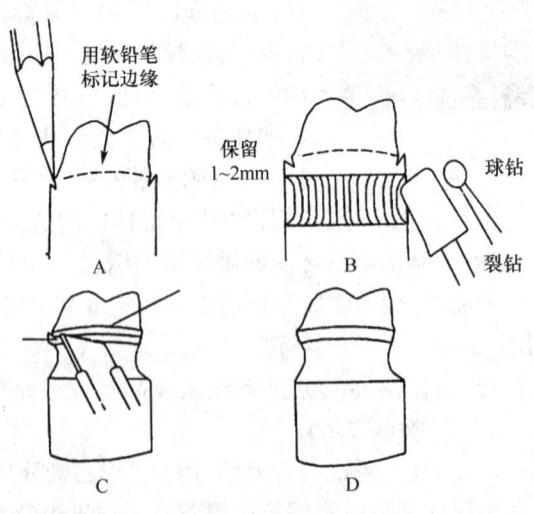

图 2-8 代型颈部修整

(3) 将间隙涂料瓶摇匀,用小毛笔蘸取少量涂料,从代型的颈缘开始向殆面方向均匀涂布一层,先四周后殆面(图2-9)。

(4) 待间隙涂料干燥后,将可卸代型准确复位(图2-10)。

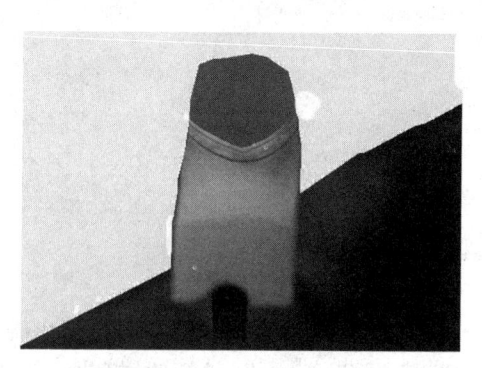

图2-9　涂间隙涂料

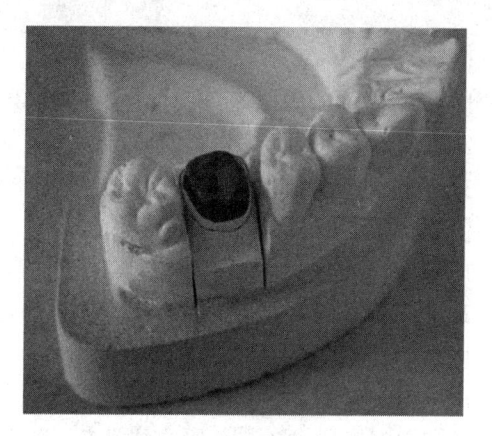

图2-10　代型复位

【注意事项】

1. 复位钉孔需位于预备牙近远中径和颊舌径的中心点。

2. 加模型底座时,需确保可卸部分的底部与橡皮底座石膏之间密合,无气泡存在。

3. 分割模型时,模型不可太湿,以免黏锯,所用的石膏锯锯片要薄,且操作时应与牙长轴平行,不得伤及预备牙和邻牙。

4. 代型修整时,不得破坏代型牙冠原有解剖形态。

5. 涂布间隙涂料过程中,切忌反复涂擦,以免间隙膜厚薄不均或留下明显的刷印,影响修复体的就位。一般涂布2次即可获得理想厚度,如果涂料较稠,也可只涂一次。代型颈缘线0.5~1.0 mm以内不得涂布间隙涂料,以保证固定修复体边缘的密合性。

实训三　下颌第一磨牙邻𬌗嵌体的制作(6学时)

【目的要求】
1. 了解嵌体的固位原理及嵌体洞形的特点。
2. 熟悉邻𬌗嵌体熔模的三种制作方法。
3. 掌握间接法制作邻𬌗嵌体的方法和步骤。

【实训内容】
1. 在预先准备好的可卸式代型上制作第一磨牙近中邻𬌗嵌体的蜡型。
2. 对邻𬌗嵌体的蜡型脱脂处理后,进行包埋、焙烧、熔铸、打磨、抛光等。

【实训器材】
酒精灯、雕刻刀、牙科探针、镊子、气枪、火柴、尖嘴钳、蜡刀、铸圈、石膏调刀、橡皮碗、软毛笔、箱式电阻炉、熔金器、离心铸造机、台式电机、直手机、打磨机、长柄钳、榔头。铸道蜡条、肥皂水、火柴、95%乙醇溶液、75%乙醇溶液、石棉纸、中熔铸造包埋料、中熔合金、硼砂、夹石针、砂片、各型长柄砂石钻、纸砂片、抛光轮、氧化铁抛光剂、清扫水、人造石模型(已制成可卸式模型)、液状石蜡、干棉球、嵌体蜡、0.5 mm不锈钢丝一段。

【方法步骤】
首先由教师分组示教,然后由学生制作。

1. 代型准备　将可卸式代型从整体模型中取出,浸透液状石蜡,再用棉球吸干表面多余的液状石蜡,把代型放回到模型中。

2. 加蜡　取适量的嵌体蜡在酒精灯上均匀烤软后压入窝洞,使之充满整个洞形。应先邻面后𬌗面;先点、线角处再中央部分。在蜡尚软时,做正中咬合,并将代型从模型中试取出,以消除进入邻牙邻面倒凹处的蜡。

3. 试取蜡型　用不锈钢丝弯制一个弓形针,在酒精灯上微热后插入𬌗面蜡型处,待钢针冷却后,用镊子夹住弓形针沿就位道反方向取出蜡型。检查蜡型组织面是否完整,点、线角是否清晰。如有不足,即在代型表面重新涂一薄层液状石蜡,再加蜡于不足之处,加以修补,使之与整个预备窝洞完全密合。

4. 雕刻成形　将弓形针加热取出。再用微热的小蜡刀去除多余的蜡,雕刻、修整𬌗面外形。然后取出代型,修整邻面外形,使其有正确的邻接关系、邻间隙及颊、舌外展隙。

5. 完成蜡型　用小棉球蘸温水,轻轻摩擦蜡型表面,使之光洁,完成蜡型。

6. 安插铸道　取一直径2 mm,长10 mm的铸道蜡条,用熔蜡将其固定于蜡型近中边缘最厚处,在距蜡型1.5~2 mm处的铸道上加一个直径约4 mm的蜡球,作为储金球,将铸道的另一端用蜡垂直固定在铸造底座上。

7. 清洗熔模　用软毛笔蘸肥皂水清洗固定好的熔模表面,去除油污等杂质,然后用温水冲洗,再用气枪轻轻吹干。用75%乙醇溶液擦洗熔模表面,以降低其表面的张力,增加包埋料对熔模的润湿性。

8. 选择铸圈　根据熔模大小选择合适的铸造圈,要求熔模应位于铸圈的内径中心,距铸圈内壁至少有3 mm以上的距离,熔模位于铸圈的上、中1/3交界处,底座位于下1/3处。

9. 铸圈衬里　在铸圈内壁衬一层厚约1.5 mm的湿石棉纸,在铸圈的上下端形成3~

5mm 的空白区。

10. 调拌包埋料 将包埋料和液体按一定的比例放入干净的橡皮碗内,用调拌刀顺同一方向进行调拌,在 40~60 s 内调拌约 120 次,然后用调拌刀轻轻敲击橡皮碗,以排出包埋料中的气泡。

11. 包埋 用毛笔蘸少许调好的包埋料,轻轻地涂于熔模、铸道及储金球的表面,使其均匀涂布,直至整个熔模覆盖约 2 mm 厚的包埋料。然后撒上中熔合金包埋料干粉。随即在成形座上罩上已准备好的铸圈,把调拌好的包埋料糊剂顺一侧壁从铸圈顶端注入铸圈,轻轻震动,直至把整个铸圈注满。

12. 烘烤与焙烧 除去铸圈的底座,刮去铸圈外多余的包埋料,修整铸道口,将铸道口向下放入箱式电炉缓慢升温,在 1 h 后逐渐加热至 350 ℃,维持 20 min。再将铸道口向上,继续升温,1~2 h 内逐渐加热至 700 ℃,铸圈呈樱桃红色,此时为铸造的最佳时机。

13. 铸造 将铸造机水平杆按顺钟向旋转,使发条收紧,提起千斤柱固定水平杆,清洁坩埚,放入适量中熔合金,用长柄钳从箱式电阻炉内取出铸造圈,固定在支架上,调节平衡,并调整坩埚口方向,使其与铸圈的铸道口对齐,与水平杆垂直且在杆的右侧。点燃吹火管,用还原焰对准合金,使其熔化,当合金呈球状时,投入少量硼砂,以还原合金表面的氧化物。在合金呈不太亮的橘红色时,为最佳铸造时机。右手保持火源位置,左手扶平平衡砣,轻轻移动水平杆,使千斤柱落下;左手放开平衡砣,同时右手将火焰撤离,借助发条的弹力,使水平杆逆钟向快速旋转,在离心力的作用下,坩埚内的合金液体被甩入铸模腔中,完成铸造。

14. 铸件清理 在铸圈稍冷却后,即投入温水中冷却,用榔头轻敲铸型,把铸件从包埋料中分离出来,放入清扫水中加热至沸点,铸件呈金黄色时取出,用水冲洗。

15. 铸件的研磨 先用石砂轮、超硬磨头打磨铸件,修整外形,再用细砂轮、纸砂片、橡皮轮磨光,最后用绒轮蘸氧化铁抛光剂抛光。

【注意事项】

1. 蜡型一定要与洞形密合,无缺陷。
2. 点、线角清晰,蜡型组织面无皱褶。
3. 蜡型有良好的邻接关系及咬合关系。
4. 蜡型的处理、铸道的安插、包埋等要符合要求。
5. 铸件的烘烤温度及维持时间,铸造的最佳时机要掌握好。
6. 熔金和铸造过程要注意安全。

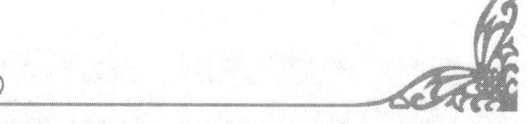

实训四　1⎿四分之三冠蜡型的制作(4学时)

【目的要求】
1. 了解1⎿四分之三(3/4)冠牙体预备要求。
2. 掌握制作1⎿3/4冠蜡型的方法和步骤。

【实训内容】
在预先准备好的可卸式代型上制作1⎿3/4冠的蜡型。

【实训器材】
酒精灯、蜡刀、牙科探针、镊子、干棉球、火柴、气枪、尖嘴钳。人造石模型(已制成可卸式代型)、液状石蜡、铸造蜡条、嵌体蜡、肥皂水、95%乙醇、火柴。

【方法步骤】
首先由教师分组示教,然后学生模仿制作。
1. 代型准备　将可卸式代型从整体模中取出,浸透液状石蜡,再用棉球吸干表面多余的液状石蜡,把代型放回到模型中。
2. 舌面加蜡成形　取适量的嵌体蜡在酒精灯上均匀烤软后,捏成片状,或以两层铸造蜡片剪成一定形态,然后烤软压贴于患牙舌面,使蜡片覆盖其整个舌面、切缘及部分邻面。
3. 修整边缘　待蜡冷却后取下,用雕刻刀或剪刀修去多余的蜡边缘,再将蜡型复位于牙体舌侧。
4. 邻面加蜡　用小蜡勺烫取少量蜡将邻沟充满,并恢复邻面外形,再将其与舌侧蜡型烫接在一起,用蜡刀修整切缘及邻唇轴面角边缘,去除进入邻间隙倒凹处的蜡。
5. 试取、检查　待蜡冷却后,将其从就位道的反方向取出,仔细检查轴沟、切缘及龈边缘是否完整、清晰。
6. 修补　如有缺损或气泡,可将蜡型复位后,用热探针烫熔不密合处,也可再烫取少许蜡滴入,直至蜡型厚薄合适、完整及与洞壁密合。
7. 完成蜡型　根据上下牙列的咬合关系,用雕刻刀修出蜡型的舌面形态及舌、唇、切外展隙,最后光滑表面。在切端中央偏舌侧处安放铸道,取出蜡型,确定邻接区病添加少许熔蜡。

【注意事项】
1. 蜡型一定要与牙体预备面密合,无缺陷。
2. 蜡型组织面无皱褶。
3. 如初次试取出时失败,可能存在倒凹,必要时重新备牙。
4. 蜡型应恢复患牙正确的解剖外形。
5. 蜡型有良好的邻接关系及咬合关系。
6. 蜡型有正确的邻间隙及颊、舌、外展隙。
7. 蜡型取出后,可浸入冷水中,或马上固定于成形座上备用。

实训五 6⎤铸造金属全冠的蜡型制作(6学时)

【目的要求】
1. 了解铸造金属全冠蜡型雕刻制作的方法。
2. 熟悉铸造金属全冠蜡型制作完成后应具备的基本要求。
3. 掌握间接法、滴蜡法雕刻完成6⎤铸造金属全冠的蜡型。

【实训内容】
1. 学生在已备好的模型上制作6⎤全冠蜡型。
2. 按照指导教师的示教进行间接法、滴蜡法完成操作。

【实训器材】
雕刻刀、蜡刀、探针、酒精灯、硬质石膏模型(可卸代型)、间隙涂料、液状石蜡、铸造蜡(嵌体蜡)、小片丝绸(或尼龙布)、棉球等。

【方法步骤】
选择右侧上颌第一磨牙,经牙体预备后取模灌注硬质石膏模型,并将上下颌模型上架。教师先做雕刻蜡型的示教,然后学生分组按要求操作。

1. 备牙代型涂布间隙涂料 制作蜡型之前,在可卸式代型预备牙牙冠上均匀涂布一层间隙涂料。

2. 预备牙代型表面涂分离剂 间隙涂料干固后,用毛笔蘸分离剂,在预备牙及邻牙与蜡型有接触的部位均匀、完整涂上一层即可。注意预备牙及邻牙表面都要涂布。

3. 滴蜡法雕刻金属全冠蜡型 首先取一块厚度、大小合适的铸造用薄蜡片在酒精灯上烤软,均匀地压贴在预备牙牙冠表面,修去多余部分,然后用加热后的小蜡刀、探针等器械蘸取铸造蜡,在相应牙尖、轴面上逐层滴堆,不断修整成型,形成完整的全冠蜡型。其操作步骤为:

(1) 面加蜡:一般分六步进行操作。
1) 用加热的蜡刀、探针取蜡液滴加在代型的牙尖区域,逐渐加到适宜高度,形成牙尖蜡核。
2) 在牙尖蜡核上继续加蜡形成三角嵴。
3) 加蜡形成轴外形嵴。
4) 加蜡形成牙尖的近远中嵴。
5) 加蜡形成面边缘嵴。
6) 进一步加蜡形成面中央窝、点隙,修饰、形成副沟等结构。

(2) 轴面加蜡:用加热的蜡刀取铸造蜡准确地滴加到代型牙冠的颊舌面、近远中轴面,尤其是颊、舌面的外形高点,注意控制牙冠外形的大小,仔细形成颊舌沟及颊舌外展隙的位置、形态,避免蜡型局部过薄,或在蜡型与代型之间形成气泡。

(3) 邻面加蜡:操作方法同上一步骤,但加蜡时要注意,后牙近中邻面的邻接区偏向缘处,而远中面稍向下偏移,上后牙偏腭侧,下后牙偏颊侧。加蜡修整时,舌侧外展隙大于颊侧外展隙;邻间隙应形成足够的三角形间隙,但不宜过大,以免引起水平型食物嵌塞。

(4) 颈部加蜡:用蜡刀沿牙冠颈缘将初步形成的蜡型颈部的蜡切去1.0~2.0 mm,再重新加蜡液充满代型颈部,并向龈方延长约 0.5~1.0 mm。待蜡冷却后用雕刀修去多余部分,并修整光滑,然后用丝绸(或尼龙布)缠在拇指上,轻轻用力由方向颈部方向摩擦,使蜡型轴面更加平滑、颈缘更加密贴。

4. 完成待蜡型冷却、定形后,用雕刻刀或探针以轻巧合适的力量,将蜡型从代型上取下,检查蜡型的完整性、密合性,确认蜡型合适后,再将蜡型放回到代型上。邻面可以适当多加滴一些蜡,以弥补铸造收缩及打磨抛光的损耗。最后可用小棉球蘸温水,轻轻擦拭蜡型表面,使其光洁、平滑一致,完成铸造金属全冠蜡型的雕刻制作。然后安插铸道,以备包埋、铸造。

【注意事项】

1. 临床实际操作中为了保证蜡型的质量,必须采用铸造用蜡。本实验为降低实验费用,可以用红蜡片替代铸造蜡。

2. 要注意合理选择滴加蜡的器械和蜡加热的方法、滴蜡雕刻的手法和顺序及要求。

3. 雕刻完成的蜡型一定要与预备牙冠密贴、光滑无缺陷。要求蜡型能够恢复患牙正确的解剖外形、良好的邻接关系及咬合关系、正确的邻间隙及颊、舌、外展隙。

4. 蜡型完成取下后,可暂时投入冷水中存放,最好立即固定于成形座上进行清洗、包埋,以防蜡型变形。

实训六　|1 烤瓷熔附金属全冠的制作(示教14学时)

【目的要求】
1. 了解烤瓷熔附金属全冠修复的适应证及禁忌证。
2. 了解烤瓷熔附金属全冠牙体预备的方法和要求。
3. 掌握烤瓷熔附金属全冠的制作方法和操作步骤。

【实训内容】
1. 采用间接法制作 |1 烤瓷熔附金属全冠的金属基底冠蜡型,并包埋铸造烤瓷金属基底冠蜡型;试合金属基底冠,并用比色板来选择烤瓷冠的颜色(6学时)。
2. 金属基底冠金-瓷结合面进行粗化处理、排气和预氧化;在金属基底冠上涂瓷、熔附(8学时)。

【实训器材】
实验牙列模型、涡轮机、涡轮手机、台式手机、直手机。模型振荡器、义齿打磨机、箱式电阻炉、高频铸造机、石膏调刀、橡皮碗、长柄钳、铸圈、铸造座、铅笔、金刚砂车针、各型长柄砂石。超硬石膏、煅石膏、干棉球、液状石蜡、间隙涂料、布轮、绒轮、抛光橡皮轮、抛光剂、石膏锯、调刀、蜡刀、酒精灯、喷灯、小弯卡尺、比色板、铅笔、金属固位钉、回形针、发夹、大头针、长柄球钻、黏固剂、分离剂、红蜡片、薄蜡片、各种直径铸道(蜡条和金属丝)、高熔合金包埋材料、烤瓷合金、夹石针、砂片、纸砂片、喷砂机、超声波清洗器、真空烤瓷炉、氧化铝砂石、80目氧化铝砂、各种瓷粉、筑塑瓷工具、吸水纸等。

【方法步骤】
本实验将 |1 上的修复体设计为全瓷覆盖的烤瓷熔附金属全冠,以下操作均按此种修复体的要求进行。

1. 可卸石膏代型的制作
2. 修整石膏代型
3. 金属基底冠蜡型制作

(1) 取出石膏代型,在预备牙表面涂一层间隙涂料,待干固后再涂一薄层液状石蜡(图2-11)。

(2) 将0.35~0.5 mm厚的薄蜡片烤软,然后均匀地压贴在石膏代型预备牙的牙冠上,切除多余的蜡片。

(3) 用熔蜡封闭蜡片对接处和颈缘部位,然后用滴蜡法完成牙冠的正常解剖外形,使其外形圆滑、没有锐角(图2-12)。

(4) 将石膏代型浸入冷水内使蜡硬固,然后将蜡型脱位取下,检查蜡型边缘是否完整,并小心复位、仔细加蜡直至符合要求。

(5) 用调刀或蜡刀将蜡型均匀地回切掉1.0~2.0 mm的厚度:切缘部的回切量为1.5~2.0 mm左右,唇侧为1.0 mm,舌侧为0.7~1.0 mm左右,使余下的基底冠蜡型厚度最低不少于0.3 mm。然后用喷灯喷光蜡型表面。

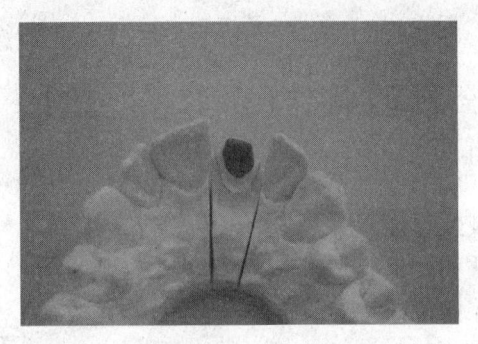

图 2-11　预备牙表面涂布间隙涂料 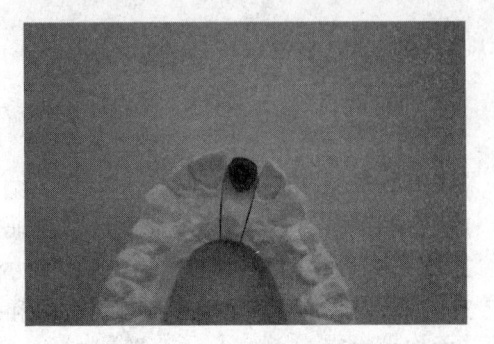　　　　图 2-12　预备牙内冠蜡型制作

（6）取一小段直径为 1.0 mm 的蜡条黏附于蜡型舌面颈部处，作为以后烤瓷时的夹持柄。完成后的蜡型要求：①蜡型厚薄应均匀一致，尤其在轴面角及颈缘处；②蜡型表面应圆钝光滑，不能有尖锐的棱角。

4. 安插铸道

（1）选择一段直径为 2.0 mm 的铸道蜡条，一端用蜡垂直地固定于蜡型切端偏舌侧处（即切斜面处）。

（2）在距蜡型 1.5～2.0 mm 处加一个蜡球作为储金球，其直径应大于蜡型的最大厚度。另一端垂直地插在铸造座上，并用蜡固定（图 2-13）。

5. 包埋、铸造

6. 铸件清洗、试合

（1）铸件冷却取出后，用喷砂机清除包埋料。切断铸道，磨平铸道残端。

（2）将金属基底冠戴入石膏代型预备牙上，检查就位情况，调磨妨碍就位的部分。

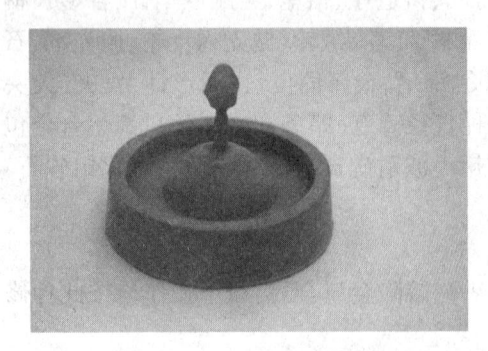

图 2-13　内冠蜡型安插铸道

（3）用小弯卡尺测量金属基底冠各部分厚度，调磨过厚部位，使各部厚度均匀，保持在 0.3～0.5 mm。

（4）用去冠器取下临时冠，将金属基底冠戴到预备牙上，检查边缘密合情况和固位情况。要求冠边缘密合且固位良好。

7. 选配牙色（又称比色）用比色板按实验要求选择瓷粉颜色并做好记录。

8. 金属基底冠金-瓷结合面的处理　为了使瓷粉材料与烤瓷金属之间获得良好的结合，一般有粗化处理、排气和预氧化。

（1）粗化处理：①用氧化铝砂石按一个方向磨粗金属基底冠表面；②用喷砂机在（2～4）×10^5 Pa 压力下，以 80 目氧化铝砂对金属基底冠表面进行喷砂，清除表面附着物和氧化物，并形成微观的粗化面；③金属基底冠喷砂后洗净，然后放入超声波清洗器内，用蒸馏水超声清洁 5 min 后取出。

（2）排气和预氧化：①用止血钳将金属基底冠放在真空烤瓷炉的烘烤盘支架上，然后一起移至真空烤瓷炉门前充分干燥；②把金属基底冠送入炉内，根据所用材料的操作说明调节温度和时间，一般升温至高于烤瓷熔点 4℃ 左右的温度，并维持 3～5 min，然后再升温至 1000 ℃，抽真空 10.1 kPa 后放气；③在空气中预氧化 5 min 后，取出冷却。

9. 筑塑瓷及熔附

(1) 筑塑遮色瓷：①根据所选牙色的型号选择遮色瓷粉，取适量置于玻璃板上，用专用液调成瓷浆。②用止血钳夹住金属基底冠舌面的夹持柄，然后用小毛笔将瓷浆均匀地涂布在金属基底冠表面，厚度约为 0.2 mm。③利用器械柄的刻纹，在夹持金属基底冠的止血钳上轻轻拉动，产生轻度振荡，使水分从瓷浆中溢出，用吸水纸吸去水分。反复操作几次后用毛笔将表面刷平滑。④将涂有遮色瓷粉的金属基底冠放在烘烤盘支架上，一起移至烤瓷炉台上充分干燥。然后放入真空烤瓷炉内烧结（根据烤瓷炉及瓷粉的操作说明来调节程序），完成后立即取出，在室温下冷却。⑤检查遮色效果，如遮色效果欠佳，可重复一次上述操作步骤，但遮色瓷层不得超过 0.2 mm。

(2) 筑塑体层和切端层瓷：①将熔附有遮色瓷层的金属基底冠戴入石膏代型的预备牙上。②取适量与遮色瓷颜色相配的体层瓷粉置于玻璃板上，用专用液调成能用毛笔团成小球团挑起，并能大量堆放到金属基底冠表面的稠度。③用毛笔在不透明层上铺瓷浆，先从颈部开始逐层进行，操作中随时用振动法使水分溢出，并用吸水纸吸去。铺体层瓷后，其外形比实际牙冠外形大 20%～30%。④根据同名牙的解剖形态，回切、雕刻其外形。A. 用手术刀片在唇面体层瓷切 1/3～1/2 处，切向切端方向形成一个斜面（切除厚度从龈端向切端逐渐增厚），在唇侧相当于发育沟的部位形成 2～3 个纵形凹槽，使切端形成指状突，在唇面近远中 1/3 处切向邻面也形成斜面。然后取适量的切端层瓷粉调成瓷浆，铺在上述斜面上，并轻轻振动、吸水，最后用小毛笔刷出唇面解剖外形。B. 用手术刀片在体层瓷的切端舌侧切出一小斜面（切除厚度自切端向龈端逐渐变薄），调和适量的切端层瓷粉调成瓷浆，铺在斜面上，并轻轻振动、吸水，然后用小毛笔刷出解剖外形。⑤将石膏代型连同涂有体层和切端层等瓷粉的金属基底冠一起从模型上取下，在邻面再加上适量的瓷浆以补偿烧结时的收缩；⑥轻轻振动、吸水，从石膏代型上取下涂好瓷的金属基底冠，用湿毛笔清洁金属基底冠内部，然后小心地放在烘烤盘支架上，并移至真空烤瓷炉炉膛旁边充分烘干。最后放入真空烤瓷炉烧结（依烤瓷炉及瓷粉的操作说明来调节程序）。

10. 试、修整
烧结完成后，在室温下冷却，然后在石膏代型的预备牙上调整咬合关系。

11. 染色、上釉

(1) 根据邻牙、同名牙色泽特征，选用烤瓷颜料进行染色，然后在冠的表面均匀地涂一层透明的釉层瓷浆。

(2) 干燥后放在烘烤盘上送入真空烤瓷炉烧结（依烤瓷炉及瓷粉的操作说明来调节程序），完成后在室温下冷却，即完成了烤瓷的全过程。

12. 打磨抛光
磨除舌面夹持柄，对舌侧颈缘部分的金属按常规进行打磨抛光（图 2-14）。

【注意事项】

1. 如果烤瓷熔附金属全冠设计为部分瓷覆盖，金属基底冠蜡型舌面回切应形成有明显凹形的肩台，肩台位置应避开咬合接触部位。表面应光滑圆钝，厚薄均匀一致。

2. 金属基底冠喷砂时，要不断转动铸件，使各轴面冲刷均匀。经过清洗后的金属基底冠不能直接用手拿或放在不清洁的桌面上，以免受到污染。

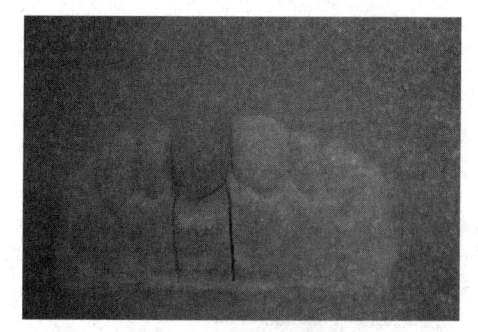

图 2-14 修复体完成

3. 在涂瓷时,要避免瓷粉以及涂瓷用品等受污染。另外还需随时振动,以排出气泡和水分。涂好体层瓷后,在涂釉瓷和切瓷时,振动幅度不能过大,以免瓷粉互相混杂,造成层次不清,甚至影响色泽。

4. 烧结前应充分干燥瓷层,另外还要注意清洁金属基底冠组织面内的杂质。烧结体瓷时,要避免振动烤瓷炉。烧结次数不宜过多,否则会影响色泽,还会增加瓷裂的可能性。烧结完成后,应在室温内缓慢冷却。

5. 用砂石磨改烤瓷冠时,应尽可能减少振动,并防止跌落。不能用硬性器材敲击烤瓷冠。

实训七　树脂暂时全冠的制作(8学时)

【目的要求】
1. 了解树脂全冠的临床用途及常用制作方法。
2. 熟悉树脂全冠牙体预备的方法和要求。
3. 掌握树脂全冠制作的方法和步骤。

【实训内容】
1. 间接法制作 2│树脂全冠的蜡型(2学时)。
2. 树脂全冠装盒、去蜡、填胶、热处理、开盒、打磨、试戴(6学时)。

【实训器材】
实验牙列模型、台式电机、直手机、700#裂钻、夹石针、各型长柄砂石、雕刻刀、蜡刀、石膏调刀、橡皮碗、酒精灯、喷灯、模型修整机、调杯、型盒、型盒压榨器、煮锅、液化气炉或电炉、铁锤、石膏剪、义齿打磨机。煅石膏、火柴、红蜡片、比色板、成品树脂牙(面)、肥皂水、沸水、热凝造牙粉、热凝单体、毛笔、藻酸钠分离剂、玻璃纸、纸砂片、抛光布轮、抛光粉、咬合纸等。

【方法步骤】
教师首先分步进行操作示教,然后学生分组按要求进行实验操作。
1. 修整模型用石膏切刀、蜡刀去除模型周围多余石膏并将制备牙的颈缘线雕刻清晰。
2. 制作蜡型先用柱状砂石磨改选好的成品人工树脂牙(面)的舌侧和颈部,使之与预备牙颈缘吻合且形态一致。然后取适量红蜡片在酒精灯上烤软,并将其密贴于工作模型的预备牙各面上,尤其是邻面、颈缘部分,如不密合可用热蜡刀将蜡烫软后使之密贴,再用热蜡刀烫软唇面的蜡,将磨改好的牙面按正确位置固定。最后用蜡刀雕刻唇面颈缘、邻面及舌面形态,雕刻舌面时注意用对模型检查咬关系,使之在正中和前伸时都无早接触。
3. 装盒首先用模型修整机(或石膏剪、石膏切刀)修整模型,仅保留蜡型和近远中邻牙及底座部。选择一合适型盒,将调拌好的石膏装满下半型盒,再将蜡型唇面向下,切缘稍高于颈部斜插入石膏中。用蜡刀修整蜡型周围石膏,使整个舌面和切缘暴露。待石膏凝固后,用毛笔在下半型盒的石膏表面涂上肥皂水,并安放好上半型盒,将调好的煅石膏倒入上半型盒中,边倒入边振动型盒以排出空气,装满后加盖(图2-15)。

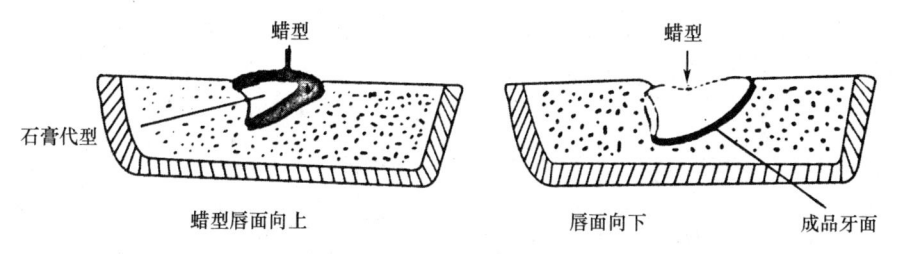

图2-15　塑料全冠的蜡型装盒

4. 去蜡石膏凝固后,将型盒放入沸水中5~10 min,待蜡变软后从沸水中取出分开型盒,用沸水冲净型盒中的蜡。然后用毛笔在上、下型盒的石膏表面涂上藻酸钠分离剂,若人工牙面脱落应仔细复位,注意不要涂在牙面上。

5. 填胶 按3∶1的粉液比调拌热凝树脂,先取适量的热凝造牙粉放入调杯中,再加入单体,用调刀调拌均匀后加盖,待其聚合至面团期后揉搓均匀,充填到原蜡型腔隙中,然后将一张湿玻璃纸,放于上下型盒之间,合上型盒,慢慢加压至上下型盒边缘贴合,然后打开型盒,去掉玻璃纸,用蜡刀去除多余树脂。如果充填不足,再添加树脂,然后合上型盒,用型盒压榨器加压并固定。

6. 热处理 将型盒放入装有室温水的煮锅内,然后将煮锅放于液化气炉或电炉上慢慢加热达沸点,维持一定时间(20~30 min)后取出,待自然完全冷却后松开型盒压榨器,打开型盒取出树脂全冠,去净石膏备用。

7. 磨光 用柱状砂石磨除全冠上的菲边和小瘤,再用700#裂钻和柱状砂石修整全冠颈缘,使其与预备牙肩台完全吻合且无悬突,调整其形态和大小使之与邻牙一致。用纸砂片磨光全冠表面,然后用湿布轮蘸湿抛光砂将树脂全冠表面抛光。修整外形时注意不要损伤邻面和唇面形态。

【注意事项】

1. 人工牙面的磨改要仔细,尤其是颈缘部分应与预备牙的颈部肩台吻合。

2. 装盒时要注意将蜡型唇面向下,切缘稍高于颈部斜插入石膏中,以利于之后充胶,防止石膏牙折断。

3. 树脂的热处理最好按材料的使用说明进行。

4. 树脂全冠打磨抛光时注意不要损伤邻面和唇面的形态。

实训八　|3 简单桩冠的制作(6学时)

【目的要求】

1. 掌握简单桩冠的牙体预备方法。
2. 掌握简单桩冠的制作方法。
3. 掌握用自凝树脂一次完成桩冠的方法。

【实训内容】

1. 在实验牙列模型上进行 |3 桩冠的牙体制备。
2. 完成简单桩冠(自凝树脂一次法)。

【实训器材】

仿头模、台式电机、技工打磨机、检查盘(口镜、镊子、探针)、各型车针、三德钳、切断钳、日月钳、蜡刀、调拌杯、砂纸、咬合纸、气冲、玻璃调板、小木棒、扩大针。有天然牙 |3 (经根管充填后)的石膏模型、0.7 mm不锈钢丝、成品树脂牙面、自凝牙托水及粉、黏固剂、75%乙醇溶液、干棉球、牙线、抛光粉等。

【方法步骤】

1. 牙体预备

(1) 残冠切除

1) 残留牙冠超过1/2以上者,可用切断法切除残冠。在牙冠唇舌面于近远中龈乳突顶连线磨一深达牙本质的横沟,然后沿此沟向舌侧方向横断残冠。

2) 残留牙冠较短者,可直接磨除。

(2) 根面预备

1) 用车针将根面预备成唇、舌两个斜面,两斜面相交成一条近远中向的嵴,并通过根管口中心。

2) 唇斜面预备成凹斜面,边缘应达龈下0.5 mm,舌斜面边缘与龈缘平齐。

(3) 根管制备

1) 根管X线片,了解 |3 牙根的长短、粗细及根管充填情况。

2) 制备时,先选用直径较小的麻花钻放于根管口充填材料的正中,沿牙根方向缓慢去除充填物,进至2~3 mm后,换用直径较大的麻花钻把此段充填物全部去除。去除充填物时应随时观察切割出的粉末性质并用探针探查,判断钻头的方向是否正确及确定根管制备的深度。遇到阻力,可根据所探及松软充填物的位置调整钻头方向,再向根端方向钻磨,直至根长2/3~3/4。

3) 最后将根管外形修整平滑并稍微扩大,使根管的横径为牙根横径的1/3,根管壁应无倒凹,由根管口到根端逐渐变细。

2. 冠桩的制作

(1) 截取0.7 mm直径的不锈钢丝4~5 cm,用日月钳在钢丝中份处弯一孔径为2~3 mm的小圈(此圈用做桩与树脂冠的固位部分),然后用三德钳夹住小圈,用另一把三德钳钳住钢丝两端互相扭结成螺旋状。再根据根管的形态和长度将其磨改成锥形并试戴。

(2) 试戴冠桩要求

1) 冠桩的根内段应达根尖 1/3,尽量与根管壁密合。

2) 根外段长度应以下不影响咬合和美观为前提。露在根管口外的小圈不能过分偏向唇侧,距切缘应有 2 mm 距离,以免影响成品树脂牙面的排列,也不能太偏于舌侧而影响咬合,且树脂应保持足够的厚度。

3. 完成人工牙冠

(1) 牙面的选择与排列:选择一形态、大小及颜色与修复牙相协调的成品树脂牙面,磨改盖嵴部,使牙面的盖嵴部与根面的唇斜面相贴合,唇缘应深入龈下 0.5 mm,磨改舌面以容纳冠桩的根外段,不影响牙面的正常排列。

(2) 按比例调和自凝树脂(白色)并用少量牙托水溶胀成品牙面的舌侧,于根面及邻面部分分别放置玻璃纸,防止树脂与模型黏接。待树脂聚合至黏丝期时,用调刀取适量树脂将其放于冠桩的小圈部分及树脂牙面的舌侧,并将牙面固定在制备牙根面的正确位置上,用浸有牙托水的小棉球从舌面加压于树脂,使舌侧树脂与冠桩及牙面紧密黏接,并形成桩冠的舌面外形,再用雕刻刀修整颈缘及邻面外形,去除进入邻面倒凹区的多余树脂。待树脂完全凝固后,用去冠器脱下修复体并放入 50~60 ℃的热水中浸泡 10 min。

4. 试戴、磨光及黏固

(1) 试戴:用砂石修整修复体形态并调整咬合,戴入患牙(仿头模)内进行试戴。试戴修复体应达到要求如下。

1) 冠桩与根管及牙根面吻合,固位良好,不移位。

2) 边缘密合,长短合适,无悬突。

3) 牙冠外形与同名牙及邻牙协调一致。

4) 有正确的邻接关系及咬合关系。

(2) 磨光:修复体试戴合适后,用砂纸磨光,用绒轮及石英砂抛光。

(3) 黏固

1) 冲洗根管、隔湿、消毒(75% 乙醇)、吹干根管及桩冠。

2) 调拌适量的黏固剂,用探针将黏固剂送进根管内,均匀地涂于根管壁上,根面、桩冠的基底面及冠桩的根内段表面也涂上一层黏固剂。

3) 将冠桩插入根管内,用小木棒顺牙长轴轻轻锤击使修复体完全就位,待黏固剂凝固后去除多余的黏固剂。

【注意事项】

1. 牙体预备过程中,支点要稳固,动作要轻柔。
2. 防止根管预备过多过深,预防根管壁侧穿,避免将牙胶推出根尖孔。
3. 冠桩根内段尽量与根管壁贴合,根外段不能影响咬合和美观。
4. 为加强牙面与树脂结合,必须活化成品牙面舌侧。
5. 黏固前,根管和冠桩必须消毒和干燥。
6. 调拌黏固剂稀稠度要适当,黏固时修复体要彻底就位。

实训九 ⌐6缺失铸造固定桥蜡型的制作(14学时)

【目的要求】
1. 加深对固定桥适应证和设计原则的理解。
2. 熟悉后牙铸造金属全冠牙体预备的方法和步骤。
3. 掌握铸造金属全冠固定桥的蜡型制作方法和步骤。

【实训内容】
1. 在仿头模的实验牙列模型上进行基牙预备。
2. 取印模灌注模型。
3. 制作可卸石膏代型的工作模型。
4. 采用间接法制作固位体、桥体的蜡型。

【实训器材】
缺失⌐6的实验牙列模型,其他用品参照铸造金属全冠的蜡型制作。

【方法步骤】
(一) 示教
1. 设计⌐6缺失以⌐57为基牙,用铸造金属全冠作为固位体进行双端固定桥修复。
2. 牙体预备同铸造金属全冠。
3. 取印模、灌注模型、制作代型及上架参照铸造金属全冠的蜡型制作。
4. 蜡型形成
(1) 固位体蜡型的形成:同铸造金属全冠。
(2) 桥体蜡型的形成

1) 在可卸石膏工作模型的缺牙区牙槽嵴处垫上基托蜡片,使与对颌牙间留出约 2 mm 的间隙。

2) 在基托蜡片上涂层液状石蜡,取一块大小合适的嵌体蜡,烤软后置于基托蜡上,加熔蜡连接固位体蜡型,在蜡未硬固前,用对颌模型取得咬合关系,待蜡硬固后雕刻桥体面外形。要求:①蜡型面颊舌径应比缺失牙牙冠的颊舌径小 1/3～1/2;②舌侧近远中径略窄,并加大桥体与固位体间舌外展隙;③适当降低桥体面的牙尖斜度;④加深颊、舌沟,加添副沟并使发育沟、副沟通过边缘嵴。

3) 顺就位道相反方向取下蜡型,检查桥体蜡型各处厚薄是否合适,如有太薄处,可加蜡恢复。在桥体龈面的蜡型上加蜡,并做非金属部分固位装置,如"U"形或倒"T"形。然后去除缺牙区上的基托蜡片,将蜡型顺就位道方向戴入石膏模型上,要求非金属部分固位装置离缺失牙牙槽嵴顶约 1 mm。

4) 用棉球蘸热水,轻轻擦洗固定桥蜡型表面使之光滑。

(二) 学生按示教步骤及方法完成后牙铸造固定桥的蜡型制作。

【注意事项】
1. 必须用冠桥专用蜡进行固定桥蜡型的制作,使用时注意不要受污染,不能与其他蜡混合使用。
2. 滴蜡时温度不宜过高,以恰好熔融为准。
3. 修改蜡型时,所用的器械温度不宜过高。
4. 应避免局部蜡型过薄,防止出现菲边。

实训十　21|1256 缺失可摘局部义齿的模型基牙制备及设计(4 学时)

【目的要求】

1. 掌握可摘局部义齿的基牙制备及模型设计方法。
2. 熟悉观测线观测仪的使用方法。
3. 知道消除倒凹的方法。

【实训内容】

按照肯氏分类法在石膏模型上制作出 21|1256 缺失的牙列缺损,测绘观测线及描绘卡环线;填倒凹。

【实训器材】

石膏模型、牙钻机、观测线测绘仪、红蓝铅笔、雕刻刀、黏固粉调刀、加色人造石、小排笔、小橡皮碗等。

【方法步骤】

1. 按要求在基牙 |47 上制备支托凹、邻牙 54| 间制备隙卡沟,调整咬合。
2. 用观测线测绘仪测定观测线,将工作模型湿水,调制适量加色人造石,用黏固粉调拌刀按就位道方向填去不利倒凹,待石膏初凝后,用小排笔刷洗多余石膏,并用雕刻刀修去过多的填补料。
3. 根据观测线,用红蓝铅笔划出设计标志线。

【注意事项】

1. 模型应清晰完整。
2. 填倒凹前模型要充分吸水。
3. 填倒凹材料稀稠度应适当。

实训十一 21│1256 缺失可摘局部义齿支架的弯制(10学时)

【目的要求】
1. 熟悉弯制卡环的常用器械及使用方法。
2. 掌握常用卡环类型的弯制技术。

【实训内容】
在工作模型上按照设计标志线弯制支托和卡环。

【实训器材】
弯丝钳、三头钳、切断钳、蜡勺、蜡片、酒精灯、08 mm、0.9 mm、1.0 mm 牙用不锈钢丝,支托扁钢丝、锡焊器材。

【方法步骤】
(教师示教后指导学生弯制)

1. 𬌗支托的弯制(图2-16)

(1) 选用支托扁钢丝,根据缺隙大小弯制成倒梯形,底部离开模型 0.5~1.0 mm,两端与支托凹边缘嵴处接触,以铅笔做标记。

(2) 自标记处弯制钢丝形成支托,并与支托凹相吻合密贴。

(3) 切除多余钢丝,磨圆末端,在基牙的邻面烫蜡固定好支托。

2. 卡环的弯制(图2-17)

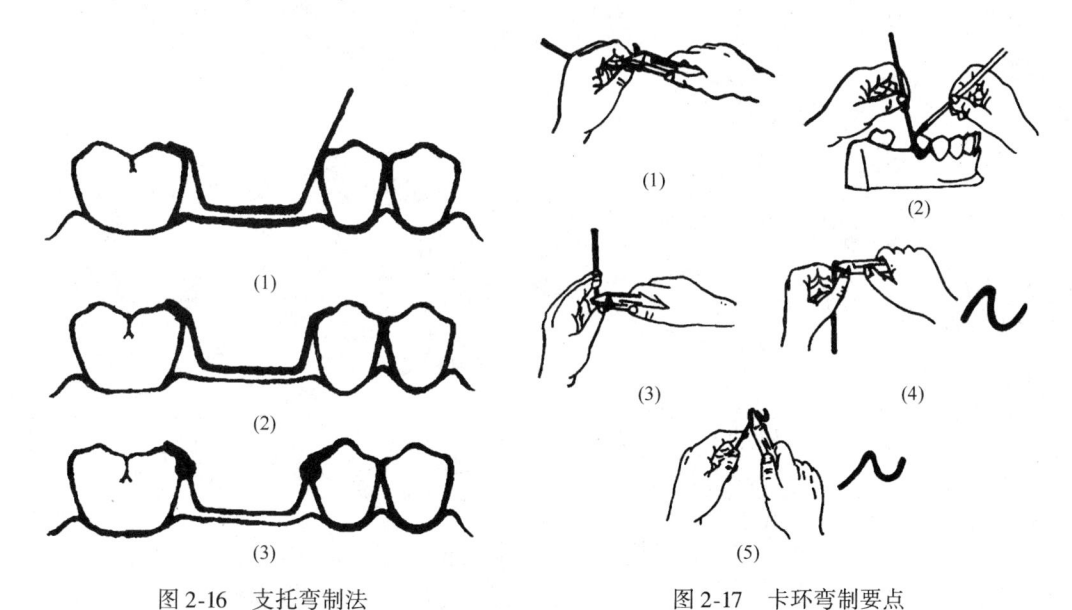

图2-16 支托弯制法　　图2-17 卡环弯制要点

(1) 弯制卡环臂:根据基牙的外形,右手执钳夹住钢丝的末端;左手执钢丝,两手同时向对用力,使钢丝形成弧形,与模型基牙比试、调整,使之与卡环线一致,并与基牙贴合。

(2) 弯制卡环体和连接体:将卡环与模型基牙比试合适,在低于缘处做标记,钳夹标记处将钢弯向缺隙侧形成卡环体下降段,观测基牙龈高度,在离牙槽嵴 0.5~1.0 mm 部位弯折钢丝,形成连接体水平段,并与支托连接体接触,与另一端卡环体交叉扣锁,用蜡固定。

3. 弯制卡环的要求

（1）训练目测和观测能力，确定卡环各部位的大小、形态、长短和走向。

（2）做记号要准确，钳夹位置要合适，使其转弯恰到好处。

（3）勤比试、早调整、循序渐进。

（4）时刻注意咬合，勿使支托、卡环过高。

4. 支架的连接 用锡焊将支架各部分焊接在一起。

【注意事项】

1. 支架弯制过程中不能损伤模型。

2. 弯制钢丝时不能反复多次弯曲，以免钢丝受损。

3. 尽量选用对卡环丝损伤小的器械，减少钳夹伤痕。

4. 支架部分不能影响咬合，焊锡不宜过多。

实训十二　21|1256 缺失可摘局部义齿排牙及蜡型技术(4学时)

【目的要求】
1. 掌握前牙排列和后牙雕刻的基本技能。
2. 掌握局部可摘义齿蜡基托的制作方法和要求。

【实训内容】
排列人工前牙、雕刻后牙及制作基托蜡型。

【实训器材】
石膏工作模型、台式牙钻、蜡勺、雕刻刀、酒精灯、蜡片、塑料人工牙、喷灯、咬合纸。

【方法步骤】
1. 21|12 人工前牙的排列　根据缺牙间隙的大小,选择合适的成品塑料牙。将人工前牙盖嵴部打磨合适后,把牙对准位置排入,使排好的 21|12 前牙与邻牙、同名牙协调一致。并与对颌模校对咬合关系。

2. 雕刻后牙 |56　雕刻后牙是一项基本功训练,应以熟练牙体解剖知识为基础,再掌握雕刻塑型技术。

(1) 置蜡:按照缺隙大小,选择合适的软蜡块,填满缺隙,用热蜡匙将蜡块近、远中和颊舌侧烫软封住,趁𬌗面尚软时,将对颌模按咬合标记对咬,形成对颌牙面印迹。

(2) 成型:用蜡刀除去邻牙及面上多余的蜡,确定出面近、远中宽度。

(3) 刻线:修整颊、舌面形态和颈线,使 |5 颊、舌颈大于近、远中径,颊尖大于舌尖。使 |6 近中颊、舌颈大于远中颊舌颈,颊侧的外形突点在近1/3,舌面的外形突点在中1/3,颈线的高低要与邻牙协调一致。

(4) 完成𬌗面形态:应根据𬌗面的印迹,确定出 |5 颊舌尖及 |6 颊沟、舌沟的位置和确定𬌗面的远颊到近舌的斜嵴,最后确定4个牙尖。

(5) 抛光:𬌗面外形基本完成后,应再次检查咬合,做最后抛光。

3. 制作蜡基托　根据基托设计范围用蜡完成,保持厚度在 1.5~2.0 mm。根据邻牙颈缘线雕刻蜡型颈缘线和基托外形,用喷灯吹光基托表面。

【注意事项】
1. 排牙和雕刻牙时不能使支架移位。
2. 使用喷灯时,要与蜡型保持一定的角度和距离,以免蜡过度熔化。
3. 卡环臂、支托均应暴露,各连接体部分均应包埋在基托内。

实训十三　21|1256缺失可摘局部义齿装盒技术(4学时)

【目的要求】

熟悉整装法和分装法的装盒过程,掌握混合装盒的方法和步骤。

【实训内容】

将完成蜡型的可摘局部义齿工作模型修整装盒。

【实训器材】

工作模型、盒型、石膏剪、橡皮碗、石膏调拌刀、石膏雕刻刀、毛笔、肥皂、模型修整机等。

【方法步骤】

1. 模型修整 将完成蜡型的可摘局部义齿工作模型浸泡于水中,充分吸水;用石膏剪修去多余部分石膏和石膏牙,再用模型修整机修整,磨薄底部。

2. 装盒

(1) 选择型盒:要求模型与型盒周边之间相距5~10 mm。

(2) 装下层型盒:调拌适量石膏置于下层型盒内,把模型压入石膏中,将石膏模型和卡环完全包埋,暴露人工牙和蜡基托;抹平石膏表面,逐一清除倒凹。

(3) 完成装盒:待下层型盒内石膏初凝后,在其表面涂布肥皂水,将上层型盒套上,调拌适量石膏,边振动边倒入石膏,注满后压上顶盖,去除多余石膏。

【注意事项】

1. 修整模型时,不能损伤和破坏义齿支架和蜡型。

2. 装下层型盒时,石膏不能形成倒凹。

实训十四　21│1256缺失可摘局部义齿的去蜡、填塑料及热处理(2学时)

【目的要求】
1. 掌握正确的去蜡方法。
2. 熟悉调和塑料和充填塑料的方法。
3. 掌握热处理的方法。

【实训内容】
完成去蜡及填塑
1. 水浴去蜡。
2. 调塑料,充填塑料。
3. 加压及热处理。

【方法步骤】
1. 去蜡
(1) 烫蜡:装盒石膏完全凝固后,将型盒投入到沸水中 5~10 min,使蜡软化。
(2) 冲蜡:由沸水中取出型盒,分开上下两层,去除软蜡,用装沸水的水壶冲净残蜡,冲蜡时要防止人工牙和支架丢失或移位。
(3) 涂布分离剂:用毛笔或小排笔把分离剂均匀涂布在上下层型盒石膏的表面,支架和人工牙上不能涂分离剂。

2. 填塑料
(1) 调和塑料:按比例调和适量热凝塑料。
(2) 填充塑料:在塑料面团期时,均匀填充入下层型盒的型腔内,在其表面盖上一层玻璃纸,合上上层型盒,用压榨器缓慢加压,直至上下层型盒间没有缝隙。打开型盒,去除玻璃纸,用雕刻刀修去多余塑料,合上型盒,在压榨器压紧后用螺丝固定。

3. 热处理　将型盒放入盛有常温水的煮锅中缓慢加温至煮沸,维持 15~30 min,待其自然冷却后取出。

【注意事项】
1. 烫蜡时间不宜过长或过短。
2. 试压用的玻璃纸一定要去掉。
3. 热处理时不能升温过快。

实训十五　21|1256缺失可摘局部义齿的开盒、打磨及抛光(2学时)

【目的要求】

掌握开盒,打磨及抛光的方法

【实训内容】

1. 开盒。
2. 打磨及抛光。

【实训器材】

台式电钻、石膏剪、雕刻刀、木槌、裂钻、砂轮、布轮、砂纸、毛刷、石英砂等。

【方法步骤】

1. 开盒将自然冷却的型盒小心分开,取出模型,用石膏剪剪去包埋石膏,取出义齿以30%枸橼酸钠溶液浸泡数小时,清洗干净。

2. 打磨用砂石磨去塑料菲边、基托过长过厚处、塑料小瘤及进入倒凹的部分;用纸砂片修去包裹卡环的塑料,使卡环处于游离状态;用裂钻修整人工牙颈缘线。

3. 抛光用湿布轮沾浮石粉抛光基托磨光面。

4. 要求

(1) 开盒时应充分了解义齿在型盒中的位置,仔细操作,避免用暴力导致义齿损坏。

(2) 抛光后应达到基托大小、厚薄合适,边缘圆钝,组织面无石膏、塑料小瘤和锐突;人工牙冠的形态好,整齐、光滑;卡环臂游离,末端圆钝;支架和义齿不得有磨损或变形;基托无裂痕,无缺损。

【注意事项】

1. 剪石膏时,要注意石膏剪产生分裂力的方向,防止基托折裂。
2. 打磨和抛光时,不能损坏义齿和支架。

实训十六　翻制琼脂阴模和灌注耐火高温模型(2学时)

【目的要求】
1. 熟悉带模铸造的工艺过程。
2. 掌握复制琼脂阴模和灌注耐火材料铸模的方法。

【实训内容】
1. 工作模型的准备和设计。
2. 复制琼脂阴模。
3. 灌注耐火材料铸模。

【实训器材】
观测线观测仪、工作模型、琼脂模盒、雕刻刀、振荡器、温度计、琼脂、蜡片、红蓝铅笔、磷酸盐耐火材料、橡皮碗、调拌刀。

【方法步骤】

1. 工作模型的准备和设计

(1) 根据临床设计,确定共同就位道,将模型固定于观测仪上,绘出余留牙和牙槽嵴的观测线。

(2) 用红蓝铅笔描绘出铸造支架的设计图。

(3) 用红蜡片填倒凹。

(4) 模型缺牙区需做网状结构处铺上一层0.5 mm厚的薄蜡片。

2. 翻制琼脂阴模

(1) 水浴锅加热熔化琼脂印模材料,恒温保持在50~55℃。

(2) 将已经在30℃温水中浸泡15 min的工作模型取出,擦干水分,再将模型用油泥或黏蜡固定在复模型盒的正确位置。

(3) 在振动状态下,由送料孔缓慢注入恒温在50~55℃的琼脂,直至充满。

(4) 静置20 min后,将型盒放入冷水中,水深为型盒高度的1/3~1/2;20 min后可将整个型盒浸入水中冷却。

(5) 将模型从琼脂阴模中取出,不能损伤阴模,保持琼脂阴模完整无缺。

3. 灌注耐火材料模型

(1) 按规定比例调拌磷酸盐耐火材料(一般在45~60 s内调制完成)

(2) 将型盒置于振荡器上,开动振荡器,缓缓注入琼脂阴模内,直至注满。

(3) 1~2 h后待耐火材料模型硬固、脱模,检查其是否完整光滑。

【注意事项】
1. 熔化琼脂印模材料时,可加少量水,以补偿蒸发的水分。
2. 灌注模型时须防止气泡的产生。
3. 复制过程中要避免损伤模型。

实训十七　铸造支架熔模制作过程和包埋(4学时)

【目的要求】
1. 知道模型表面硬化的意义。
2. 掌握支架蜡型制作和铸道安插的方法。

【实训内容】
1. 磷酸盐模型表面浸蜡或涂布硬化剂。
2. 制作支架蜡型。
3. 包埋蜡型。

【实训器材】
耐火材料模型、蜂蜡或硬化剂、蜡刀、红蓝铅笔、薄蜡片、各型蜡条、酒精灯、调拌刀、橡皮碗、铸圈、包埋料。

【方法和步骤】
1. 浸蜡或涂布硬化剂将干燥过的铸模放入煮沸的蜂蜡中15～30 s,取出后冷却备用;或在模型表面涂布硬化剂。
2. 支架蜡型的制作
（1）用红蓝铅笔将设计情况描绘到铸模上。
（2）用成品蜡条制作支托和卡环。
（3）用网状蜡制作网状结构。
（4）制作各种连接体。
（5）滴蜡连接各部件,修整后喷光。
3. 安插铸道按要求选择适当蜡条,安插在正确位置。
4. 包埋用肥皂水清洗蜡型表面,调拌耐高温包埋料,选用大小合适的铸圈,带模整体包埋。

【注意事项】
1. 蜡型应与模型密贴。
2. 铸道的安插部位应有利于熔金的流动。
3. 包埋时应注意排除气泡。
4. 保证熔模位于离心力作用最佳的方向。
5. 采用多根分铸道时,应等长、等粗,总铸道的直径要大于各分铸道的总和。
6. 铸道应避免呈直角,所有转弯均应呈圆钝的弯曲。

实训十八　烘烤、焙烧、铸造、打磨及抛光(4学时)

【目的要求】

1. 了解离心铸造机的使用方法。
2. 掌握带模铸造的焙烧和铸造方法。
3. 掌握铸件的打磨抛光方法。

【实训内容】

1. 铸圈的烘烤、焙烧。
2. 铸造。
3. 铸件的打磨抛光。

【实训器材】

高频感应电容离心铸造机、烤箱、喷砂机、打磨机、电解机、铸圈、坩埚、钴烙合金、砂片、砂石针、电解液、布轮、抛光粉。

【方法步骤】

1. 烘干、焙烧　将包埋料完全凝固的铸圈送入烤箱内,铸道口朝下,缓慢升温至300 ℃时维持30 min,以使蜡充分熔化、挥发;翻转铸圈,使铸道口朝上,继续升温,在2 h 内升温至850~900 ℃,维持20 min 即可准备铸造。

2. 铸造　将铸圈安放在铸圈架上,同时将已预热的坩埚置于坩埚架上,按铸件大小放入适量钴铬合金,开启铸造机熔化金属;待金属熔化为液态且呈樱桃红色时,即可铸造。

3. 喷砂　铸圈冷却后,将铸件脱出,清除表面大块包埋料,然后喷沙,去净包埋料和氧化层。

4. 打磨抛光　用砂片切除铸道,以各型砂石打磨铸件,在模型上试戴铸件,合适后抛光,也可电解抛光。

【注意事项】

1. 焙烧铸圈时升温不可过快,以防铸圈爆裂。
2. 控制好铸造时机。
3. 打磨要由粗到细,加压适当,避免破坏铸件。

实训十九　全口义齿的颌位关系记录和上𬌗架(10学时)

【目的要求】
1. 说出托的制作方法和要求。
2. 叙述颌位记录的方法和步骤。
3. 简述上𬌗架的方法和步骤。

【实训内容】
1. 制作蜡基托和蜡𬌗堤。
2. 确定颌位关系并上𬌗架。

【实训器材】
仿生头模、韩氏𬌗架或机械固位式𬌗架、垂直距离测量尺、橡皮碗、调拌刀、石膏、上下无牙颌模型一副、基托蜡片、蜡条、酒精灯、金属丝、蜡刀、工作刀、(电)蜡匙、小毛巾、红蓝铅笔、𬌗平面板等。

【方法步骤】

1. 模型准备

(1) 确定基托范围:用红蓝铅笔按要求描画出基托范围。

上颌的前弓区充分伸展,后弓区适当延伸,盖过上颌结节,并伸展至颊间隙内。唇、颊系带要避开,后缘以两侧翼上颌切迹与腭小凹后约 2 mm 处的连线为准。

下颌唇、颊、舌系带要避开,形成与之相应的切迹。前弓区、颊翼缘区要适当伸展,舌翼缘区基托伸展要适度,以不妨碍舌及口底软组织功能活动为宜。后界盖过磨牙后垫前 1/3 或 1/2。

(2) 制作后堤区:从腭小凹后 2 mm 到两侧翼上颌切迹,用铅笔画一线,作为后堤区的后界。然后用蜡刀沿后缘线刻入模型,刻入深度为:腭中缝两侧区 2 mm 左右,翼上颌切迹区 1 mm 左右,腭中缝区 0.5 mm 左右。然后按不同部位的宽度(腭中缝处约 2 mm,两侧上颌切迹处宽约 1 mm,在两处之间的区域宽 4~5 mm),以后界为最深处,向前逐渐变浅,刻成斜坡状。

2. 制作蜡基托　取基托蜡片在酒精灯上均匀烘软后放在模型上,轻压使之与模型密贴,用雕刻刀沿基托边缘线修去多余蜡片,用蜡刀烫圆蜡基托边缘;取一截不锈钢丝弯成加强丝,烤热后埋入蜡基托内;蜡基托放入患者口内试戴。上下颌蜡基托分别制作完成。

3. 制作上颌蜡𬌗堤　取一蜡片烘软后横向反复折叠,形成长蜡条,使之宽约 8~10 mm,弯成与颌弓适应的马蹄形,放在蜡基托牙槽嵴顶上,烫软与蜡基托粘牢。戴入口内,用𬌗平面板形成𬌗平面,使其前缘在上唇下 2 mm,并与两眼瞳孔连线平行,侧面与鼻翼耳屏连线平行,标记出中线;取出,修去多余蜡,使蜡𬌗堤宽度为:前牙区 5~7 mm,后牙区 8~10 mm;并在两侧蜡𬌗堤后牙区分别形成两条不平行的"V"形沟(图 2-18)。

4. 确定颌位关系

(1) 测量垂直距离:将上颌蜡𬌗堤戴入患者口内,让患者下颌处于生理休息位,用垂直距离尺测量鼻底到颏底的距离,减去息止间隙 2~4 mm,即得垂直距离(图 2-19)。

(2) 制作下颌蜡𬌗堤:参照上法完成。

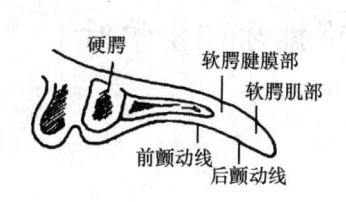

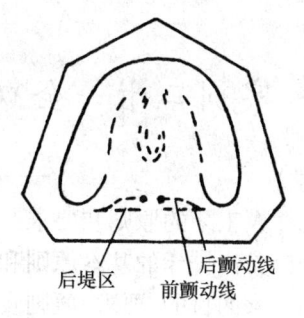

图 2-18　颤动线及后堤区

(3) 确定牙尖交错关系及垂直距离:将上下颌蜡堤戴入患者口内,让患者做正中咬合,并确定垂直距离。

5. 校对牙尖交错𬌗关系及垂直距离,然后用回形针弯制 4 枚"U"形钉,于后牙区蜡𬌗堤颊侧,靠近𬌗堤平面插入上下𬌗堤中,以固定上下𬌗托。

6. 上𬌗架　取出上下蜡𬌗托,以水冲洗后对入模型,根据不同类型的𬌗架要求上𬌗架,用石膏固定模型。

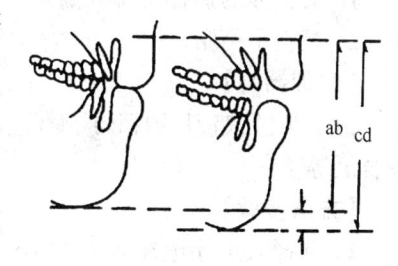

图 2-19　息止颌位垂直距离(cd)与咬合位垂直距离(ab)

【注意事项】
1. 制作过程中不能损伤模型。
2. 正确确定颌位关系。
3. 模型务必固定于正确位置,如中线不能偏斜;两侧𬌗平面应在同一水平面上,不得左右倾斜;前后左右位置应以架环为中心。

实训二十　全口义齿的排牙(18学时)

【目的要求】

1. 简述选择人工牙的原则和要求。
2. 说出全口义齿排牙的基本原则和方法。
3. 叙述调选磨的目的、要求、原则及方法。

【实训内容】

1. 人工牙的选择与排列。
2. 调整平衡𬌗。

【实训器材】

仿生头模、蜡刀、酒精灯、喷灯、人工牙、蜡匙、软蜡条或蜡片、玻璃板一块、电机、砂石、咬合纸等。

【方法步骤】

1. 选择人工牙 选择形态、大小、颜色合适的人工牙进行排牙。

2. 排牙

（1）排列前牙：削去前牙区部分蜡𬌗堤（注意保留中线），根据前牙的位置要求，先排列中切牙，依次排列侧切牙、尖牙，并使切缘成一连续弧形；上下前牙呈浅覆𬌗、覆盖关系。排列前牙时应从下列五个方面考虑其位置关系，并参看教材内容。①与𬌗平面的位置关系；②唇舌向位置；③唇舌向倾斜程度；④近远中向倾斜程度；⑤在颌弓上的扭转度。

（2）排列后牙：自下颌尖牙远中面至磨牙后垫中心做一连线，延伸到模型上做标记，以此作为排列上颌后牙的依据。排列后牙以区进行。削去部分蜡𬌗堤，根据后牙位置要求和咬合关系排牙，顺序一般是先排一侧上后牙，再排另一侧上后牙，然后排列下后牙。排列后牙时应从下列三个方面考虑其位置关系。

1）上下方向：𬌗平面后端应位于磨牙后垫中1/3的水平位置上，约等分颌间距离。

2）颊舌方向：根据上下颌位的关系，后牙原则上应排在牙槽嵴顶上，也应考虑原天然牙列的位置，将上颌后牙舌尖排在牙槽嵴顶上；下后牙舌尖则位于磨牙后垫的颊舌缘与下尖牙近中邻接点构成的三角区内。

3）前后定位：上颌第一、第二磨牙应位于上颌后牙区中段处的主𬌗力区内。

3. 平衡𬌗的调整　排牙完成后，依次调整正中平衡𬌗、前伸平衡𬌗、侧方平衡𬌗。

【注意事项】

1. 排牙过程中注意牙的位置关系，务必使人工牙列既美观，同时又能很好地行使咀嚼功能。
2. 调整平衡𬌗必须达到生理要求，保证口腔组织的健康。

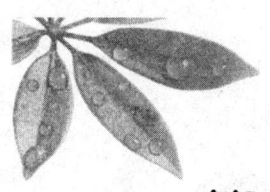

第三篇 口腔颌面外科学

实训一 口腔颌面外科基础知识与基本操作(6学时)

【目的要求】

1. 学生能够进行口腔颌面部检查的操作。
2. 观看教师进行口腔辅助检查的方法和操作技术,记住各种常规检验的数据计数。
3. 学会正确的无菌操作技术。

【实训内容】

1. 示教口腔颌面部检查。
2. 示教口腔特殊检查方法的种类及操作步骤要求。
3. 学生互相进行口腔颌面部检查。
4. 在教师指导下学生进行特殊检查方法的操作。
5. 在教师指导下学生学会病历的书写。

【实训器材】

口镜、镊子、探针、器械盘、无菌手套、碘伏、无菌棉签、苯扎溴铵(新洁尔灭)、酒精、各种方巾、孔巾、绷带。

【方法步骤】

1. 口腔检查。
2. 颌面部检查 视诊、触诊、扣诊、听诊。
3. 辅助检查方法的种类及数据计数。
4. 口外消毒、口内消毒方法示教。
5. 方巾、孔巾的铺巾方法示教。
6. 方巾、孔巾的铺巾方法学生互相操作。
7. 在教师指导下学生进行病历书写。

实训二 口腔颌面外科麻醉(6学时)

【目的要求】
1. 能够正确认证各种麻醉药品的种类和应用剂量、浓度。
2. 能够进行表面麻醉、浸润麻醉、阻滞麻醉。

【实训内容】
1. 各种麻醉药品的认证及过敏实验。
2. 示教局部浸润麻醉、阻滞麻醉。
3. 学生操作:上牙槽后神经阻滞(图3-1)、下牙槽神经阻滞麻醉(图3-2)、鼻腭神经阻滞麻醉、腭前神经阻滞麻醉(图3-3)。

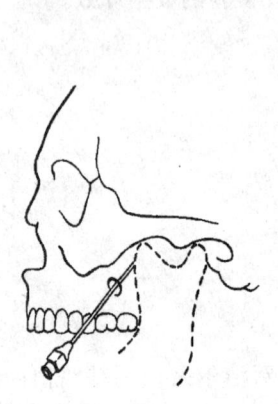

图3-1 上牙槽后神经阻滞麻醉的进针点

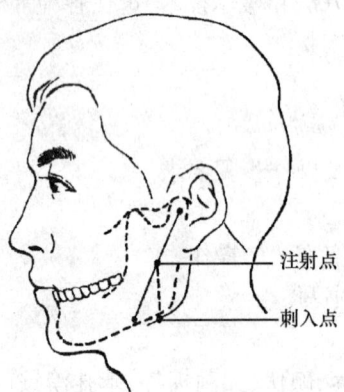

图3-2 下牙槽神经阻滞麻醉的进针点

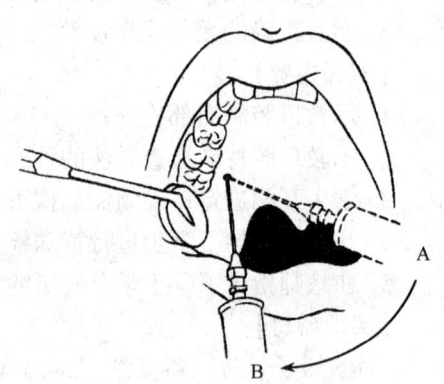

图3-3 腭前神经阻滞麻醉的进针点

4. 麻醉效果评判。

【实训器材】
一次性无菌器械盘、无菌棉签、2%碘酊、2%利多卡因、一次性注射器。

【方法步骤】
1. 教师示教。
2. 学生之间相互注射麻醉药。

实训三 牙及牙槽外科(6学时)

【目的要求】

1. 各种拔牙器械的认证。
2. 麻醉效果评价及操作程序规范。
3. 拔牙器械的使用方法。
4. 学生能够在教师指导下运用挺拔、钳拔的方法进行一般牙齿拔除。
5. 示教阻生齿拔除术。
6. 示教牙槽外科小手术:牙槽嵴修整术、系带矫正术、牙槽嵴增高术。

【实训内容】

1. 一般牙齿挺拔法。
2. 一般牙齿钳拔法。
3. 困难牙齿拔除法示教。
4. 阻生齿拔除示教。
5. 牙槽外科小手术示教。

【实训器材】

各种拔牙挺、拔牙钳、骨凿、木槌、一次性无菌器械盘、牙槽外科手术器械包。

【方法步骤】

1. 教师示教,学生独立完成一般牙齿挺拔法、钳拔法的牙齿拔除(图3-4,图3-5)。

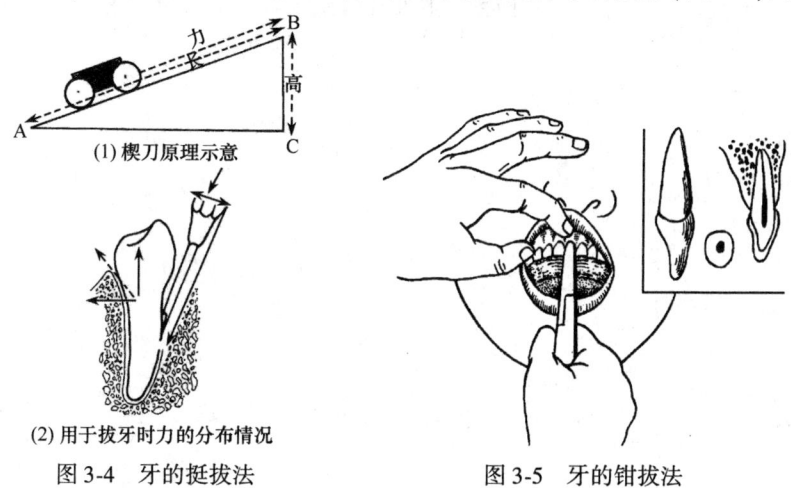

(1) 楔刀原理示意

(2) 用于拔牙时力的分布情况

图3-4 牙的挺拔法　　　图3-5 牙的钳拔法

2. 教师示教困难牙齿劈开、分根及断根取出等操作过程(图3-6)。

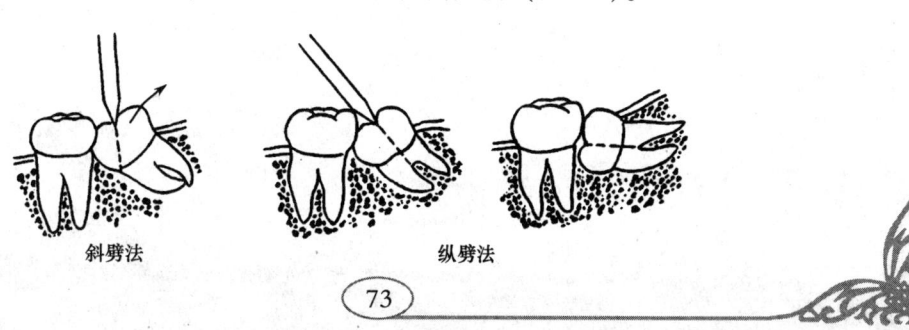

斜劈法　　　纵劈法

横劈法　　　　　牙钻横断法

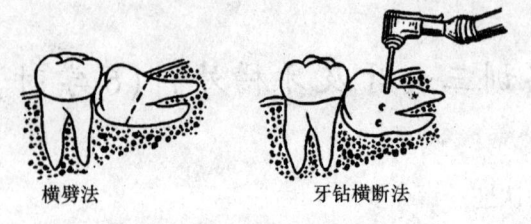

图 3-6　复杂牙的拔除

3. 教师示教阻生齿操作过程(图 3-7)。
4. 示教牙槽外科手术。

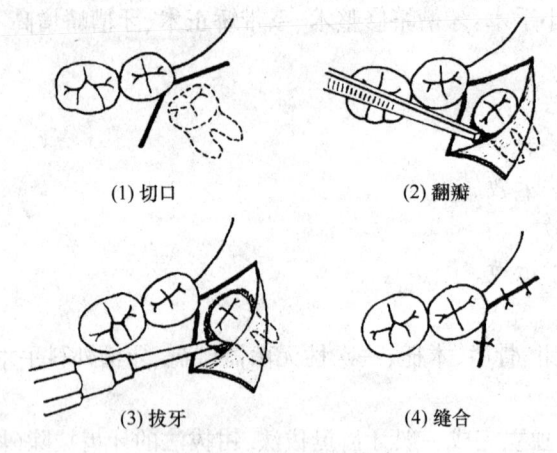

(1) 切口　　　　　(2) 翻瓣

(3) 拔牙　　　　　(4) 缝合

图 3-7　阻生牙的拔除

实训四　种植外科(2学时)

【目的要求】

1. 各种种植体的认识(螺旋体、柱状种植体)。
2. 能够在教师帮助下在模型上进行种植手术操作。

【实训内容】

1. 临床见习种植术过程。
2. 在模型上教师指导学生进行种植手术操作。

【实训器材】

各种种植体、种植机、牙槽外科手术器械包。

【方法步骤】

1. 临床见习。
2. 教师示教。
3. 学生操作。

实训五　口腔颌面部感染(2 学时)

【目的要求】
1. 学生能够对智齿冠周炎、疖、痈、蜂窝织炎认证。
2. 学生独立完成表浅脓肿切开引流术,冠周脓肿冲洗术。
3. 学会病例讨论。

【实训内容】
1. 临床见习智齿冠周炎、疖、痈、蜂窝织炎的表现、诊断及治疗。
2. 教师指导下行表浅脓肿切开引流术、冠周脓肿冲洗术。
3. 典型病例讨论。

【实训器材】
脓肿切开引流手术包、手套。

【方法步骤】
1. 临床见习、门诊见习、教学查房。
2. 病例讨论及病例完成。

实训六　口腔颌面部损伤(6学时)

【目的要求】

1. 学生能够熟悉口腔颌面部损伤特点、临床表现、诊断及治疗原则。
2. 学生能够进行清创术操作。
3. 在教师指导下学会牙间、颌间结扎固定术。
4. 学会头部绷带包扎技术。

【实训内容】

1. 临床见习、门诊见习、教学查房。
2. 示教清创缝合术。
3. 见习牙间、颌间结扎固定术。
4. 在模型上示教牙间、颌间结扎固定术。
5. 在模型上学生进行牙间、颌间结扎固定术。
6. 教师示教头部绷带包扎,同学之间相互演练头部绷带包扎法。

【实训器材】

技工钳、钢丝剪、切断钳、持针器、带钩牙弓夹板(成品、铝丝弯制)、结扎丝、上下颌牙列模型、橡皮圈、绷带、橡皮膏。

【方法步骤】

1. 临床示教清创缝合术。
2. 在模型上示教牙间颌间结扎。
3. 在模型上学生进行牙间颌间结扎术(图3-8)。
4. 同学之间相互进行头部绷带包扎练习(图3-9)。

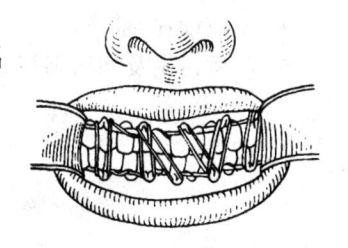

图3-8　颌间结扎术

(1)"十"字绷带包扎法　　(2)四尾带包扎法

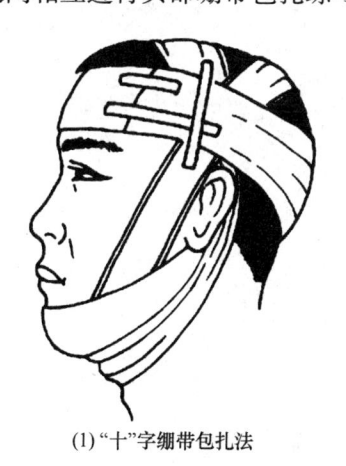

图3-9　头部绷带包扎

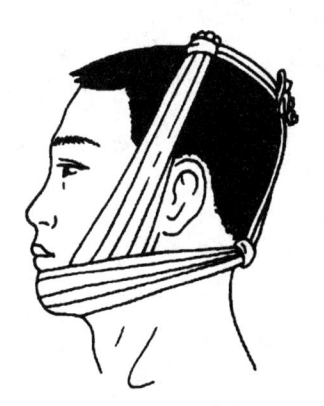

实训七　口腔颌面部肿瘤(2学时)

【目的要求】

1. 学会常见肿瘤的诊断,良、恶性肿瘤的鉴别。
2. 能够进行活体组织采取术,黏液腺囊肿、皮脂腺囊肿、根管囊肿摘除术。
3. 口腔颌面部良性肿瘤认证。
4. 口腔颌面部恶性肿瘤特点。

【实训内容】

1. 常见软组织囊肿。
2. 牙源性颌骨囊肿、肿瘤涎腺肿瘤见习。

【方法步骤】

1. 门诊见习。
2. 教学查房。
3. 示教活体组织采取术、黏液腺囊肿摘除术、根尖周囊肿摘除术。
4. X线读片、录像。
5. 病例讨论及病历书写。

实训八 涎腺(2学时)、颞下颌关节(2学时)、口腔颌面部神经疾病(2学时)、唇腭裂(4学时)临床见习

【目的要求】

1. 学会涎腺、颞下颌关节、口腔颌面部神经疾病、唇腭裂畸形的临床特点诊断及鉴别。
2. 能够学会上述疾病手术的步骤。
3. 在教师指导下,学会单侧唇裂整复手术的步骤及方法。

【实训内容】

1. 涎腺炎、涎石病、颞下颌关节紊乱综合征、关节脱位、三叉神经痛、唇腭裂临床见习。
2. 涎腺结石手术见习。
3. 三叉神经撕脱术临床见习。
4. 电教示教唇腭裂整复手术。
5. 临床见习唇腭裂整复手术。

【方法步骤】

1. 临床见习涎腺、关节神经疾患。
2. 临床见习唇、腭裂患儿及手术步骤。
3. 模型示教唇裂整复手术。
4. 学生在模型上进行唇裂整复术定点,切开缝合创口处理示教。
5. 病例讨论。

实训九　X线投照技术(6学时)

【目的要求】
1. 学会根尖片、拾片、曲面体层摄影片投照技术。
2. 在教师指导下能够进行殆翼片、口外片、头颅定位摄影片的操作。
3. 学会读片。

【实训内容】
1. 牙科X线机、曲面断层机的使用及防护。
2. X线片的投照冲洗。
3. 读片。

【实训器材】
根尖片机、曲面断层机、暗室、胶片。

【方法步骤】
1. 见习口腔X线机的种类、使用及防护。
2. 教师示教根尖片、曲面断层片。
3. 学生操作根尖片曲面断层片投照冲洗。
4. 示教头颅定位摄影。
5. 读片,X线报告单的书写。